HISTOIRE

DE

L'ÉPIDÉMIE BILIEUSE

DU COMTÉ DE TECKLENBOURG.

DE L'IMPRIMERIE DE CRAPELET.

N. B. J'ai changé le titre de l'ouvrage pour en adopter un qui énonce les choses suivant l'ordre où elles se présentent dans le discours.

HISTOIRE
DE
L'ÉPIDÉMIE BILIEUSE
QUI EUT LIEU
DANS LE COMTÉ DE TECKLENBOURG,
DEPUIS L'ANNÉE 1776 JUSQU'A L'ANNÉE 1780;

Suivie de plusieurs Histoires de maladies bilieuses anomales observées pendant le cours de l'épidémie;

PAR FINKE,

Docteur en médecine, Médecin légiste du comté de Tecklenbourg.

OUVRAGE TRADUIT DU LATIN,

Avec des Remarques et des Observations pour servir à l'Histoire générale des fièvres bilieuses,

PAR J. G. A. LUGOL,

Docteur et Professeur en médecine.

Facta potentiora verbis.

A PARIS,

Chez CROULLEBOIS, Libraire, rue des Mathurins, n° 17.

1815.

À

MON FRÈRE LUGOL,

COMMISSAIRE DES GUERRES.

MON BIEN BON AMI,

Je dois à tes bontés les loisirs que j'ai consacrés au travail que je publie ; mais en te l'offrant, je me livre moins encore à ma reconnaissance qu'au sentiment de l'amitié.

Ton frère

LUGOL, D. M. P.

a

PRÉFACE
DU TRADUCTEUR.

Les fièvres bilieuses sont si fréquentes, qu'on a dû nécessairement écrire beaucoup sur ces maladies; il est cependant bien peu d'ouvrages dans lesquels on trouve des cas particuliers; et le nombre qu'on pourrait en extraire, serait même insuffisant pour arriver à une description générale des fièvres bilieuses. Tous les auteurs parlent de ces maladies sous des noms variés selon certains épiphénomènes; mais presque tous en parlent d'une manière générale, et presque tous en méconnaissent les complications.

Tissot lui-même n'a pas rapporté un nombre suffisant d'observations particulières, pour donner l'histoire de l'épidémie bilieuse de Lausane; il en a supprimé une très-grande partie, les a toutes considérées simultanément, et s'en est tenu à leur description générale. Celle-ci est cependant si exacte, les détails qu'elle contient pénètrent si avant dans les variétés, ou même les nuances de la maladie épidémique, qu'on voit sensiblement combien de faits particuliers *Tissot* a dû observer pour obtenir un résultat aussi bien circonstancié, et auquel on peut rapporter si facilement les observations qu'on fait chaque jour.

Ce n'est point, il est vrai, par cette description que commence l'histoire de nos connaissances exactes sur les fièvres bilieuses; mais, du moins, *Tissot* a traité de ces maladies avec une étendue et une certitude dont le sujet ne paraissait pas susceptible d'après tout ce qu'on avait écrit jusqu'à lui. Depuis son ouvrage, la science est riche d'une immensité de détails relatifs aux caractères de la maladie, à sa marche, à ses degrés d'intensité, à ses récidives, à ses suites, à la prédominance de certains symptômes. Elle n'a pas fait moins de progrès sur la méthode curative que l'on doit généralement employer, et sur les modifications qu'elle doit éprouver dans certains cas, en éloignant, d'ailleurs, la médecine des symptômes dont *Tissot* démontre le danger par des remarques précieuses sur l'usage abusif de la saignée, des absorbans, des sudorifiques, des diurétiques, des cordiaux, des narcotiques dans les fièvres bilieuses; tout autant de réflexions qui ramènent, sans cesse, au caractère propre à ces maladies.

Un grand mérite qu'on doit accorder à *Tissot*, c'est d'avoir observé si constamment le caractère de l'épidémie; d'avoir si bien généralisé la méthode de traitement, quoiqu'il eût, sans cesse, présent à l'esprit ce *fomes putridus*, idée théorique des écoles si propre à induire à erreur dans plusieurs cas qu'il avait sous les yeux.

Stoll, qui a beaucoup écrit sur les fièvres bilieuses, ne les a guère considérées dans leur état de simplicité, et s'est appliqué principalement à faire connaître les coïncidences, ou complications qu'elles présentent si fréquemment; sous ce rapport, *Stoll* a fait faire des progrès positifs à la science.

Après *Tissot* et *Stoll*, *Finke* a acquis la gloire d'avoir ajouté beaucoup à l'*Histoire générale des Fièvres bilieuses* : il a considéré ces maladies d'une manière nouvelle jusqu'à lui, quoique bien naturelle; la différence qu'il a établie entre la marche générale de l'épidémie sur le plus grand nombre des malades, et les exceptions, ou complications qu'elle a présentées dans quelques cas, est purement analytique; il est peu d'auteurs dans lesquels les idées soient généralisées avec tant de discernement : détermination précise de la marche générale de la maladie sur le plus grand nombre des malades; distinction utile en pratique des variétés qu'elle pouvait offrir; attention scrupuleuse de faire remarquer les symptômes qui survenaient accidentellement selon certaines circonstances, afin de ne point perdre de vue le fond essentiel de la maladie ; histoire de quelques cas extraordinaires; remarques sur les crises, les efforts critiques de la nature dans ces maladies, et sur l'efficacité de celles-ci dans certains cas; règles générales de traitement fort bien établies et très-heureusement modifiées selon les variétés de la maladie ; histoire très-détaillée des diverses anomalies que présentait la maladie épidémique par suite de ses complications; tels sont les caractères de l'histoire de l'épidémie bilieuse du comté de Tecklenbourg. On doit regretter que *Finke* n'ait pas publié un plus grand nombre d'observations particulières qu'on pût rapporter à la description générale qu'il a laissée. Cette lacune, et l'omission de l'ouverture des corps, laissent, sans doute, beaucoup à désirer; mais d'ailleurs son ouvrage est un des plus beaux monumens historiques de médecine.

Si *Finke* et *Tissot* ont pris pour modèles *Hippocrate*, *Sydenham* et *Baillou*, ils l'ont fait très-heureusement et de manière à avancer la science avec rapidité ; ils ont exécuté comme on ne devait pas s'y attendre, même après *Hippocrate*, *Sydenham* et *Baillou*. Il n'est guère de maladies sur lesquelles la science doive à deux auteurs seulement, autant de progrès qu'on en doit à *Tissot* et à *Finke* sur les fièvres bilieuses. Je connais bien peu d'ouvrages où l'esprit d'analyse règne aussi purement que dans ces deux histoires d'épidémie bilieuse ; de là viennent, sans doute, leurs avantages si marqués, comme le prouvent les succès ultérieurs de la *nosographie philosophique* (*a*).

Le motif de la traduction que je publie, est de rendre l'ouvrage plus familier. L'histoire de l'épidémie du comté de Tecklenbourg présente un double intérêt qui doit faire désirer qu'elle soit généralement connue : le sujet est un de

---

(*a*) Production extraordinaire, d'une exécution jusqu'alors en apparence impossible, et qui fait époque en médecine.

ceux que l'on rencontre le plus ordinairement dans l'exercice de la médecine clinique, et ce sujet, par conséquent si intéressant, est traité dans cet ouvrage mieux que partout ailleurs. On y trouve des détails absolument neufs et d'une utilité pratique dont l'application revient chaque jour. Je n'hésite point d'affirmer qu'il est du petit nombre de ceux que le médecin doit connaître. A quel degré de perfection serait arrivée la médecine, si nous possédions sur chaque maladie un ouvrage comme celui de *Finke* sur les fièvres bilieuses!....

J'ai cherché à établir quelques points de comparaison entre l'épidémie de Tecklenbourg et celle de Lausane, dans l'intention de faire mieux connaître les états divers que peuvent offrir les fièvres bilieuses. Je présente sur ce sujet des réflexions que j'ai faites, pendant cinq ans, au lit des malades, dans les hôpitaux de Paris, et que je répète assez souvent en ville. On commet presque habituellement des erreurs très-graves sur ces maladies, qui ont néanmoins une marche extrêmement simple lorsque des moyens convenables viennent la favoriser. Qu'on lise *Tissot*, qu'on lise *Finke*, que l'on veuille prêter quelque attention aux observations que je communique sur les fièvres bilieuses, et l'on reconnaîtra qu'on a souvent méconnu leurs caractères propres, et les degrés d'intensité qu'elles peuvent présenter.

Assez fréquemment, j'ai ajouté d'autres remarques dont la plupart ont rapport au sujet de l'ouvrage; quelques-unes sont des extraits d'un manuscrit que je publierai bientôt, et dont je donne ici quelques essais pour les soumettre au jugement du lecteur.

PRÉFACE DE L'AUTEUR.

Si l'on me demande ce qui m'a déterminé à publier ces observations de médecine, je répondrai que ce sont les encouragemens que j'ai reçus de quelques savans et de mes amis.

Les hommes en général ne voient jamais bien lorsqu'ils cherchent à apprécier leurs propres ouvrages ; pleins d'ardeur ou de crainte, les uns leur accordent le plus grand mérite, les autres, au contraire, les rabaissent trop. Aussi *Térence* dit-il que les hommes sont faits de manière qu'ils voient et discernent mieux ce qui leur est étranger que ce qui leur est personnel. Pénétré de la justesse de cette remarque, j'ai toujours eu l'intention de soumettre mon travail au jugement des hommes qui cultivent les lettres, et qui n'ont d'autre passion que celle de connaître la vérité. C'est avec ces dispositions que j'ai cherché à obtenir, sur cet ouvrage, les avis des docteurs les plus éclairés en médecine, afin de ne point livrer à l'impression un travail incomplet et sans ordre.

Leidenfrost, *Baldinger*, *Metzger*, hommes illustres, chez lesquels je ne sais ce que je dois admirer le plus, ou de leurs bontés à mon égard, ou de leur savoir, ont bien voulu regarder mes observations comme dignes d'être publiées.

Je possède même de ces hommes célèbres, des lettres pleines d'amitié et de bienveillance, où ils accordent leur honorable approbation à cette histoire de l'épidémie de Tecklenbourg, à laquelle, d'ailleurs, manquent les ornemens du style, qui me sont aussi étrangers que l'art de bien parler.

L'illustre *Baldinger* m'a permis de publier ici le contenu de sa réponse; mais en le faisant, je crains d'être regardé plutôt comme l'écho des éloges que j'ai reçus que comme cherchant à faire connaître l'assentiment d'un personnage si éclairé.

Aussi, et seulement pour qu'on sache que

j'ai reçu son approbation, me contenterai-je de rapporter la fin de sa réponse, à laquelle j'attache un grand prix. « Je vous félicite, me » dit-il, des applaudissemens que vous avez » reçus des savans, mais je me réjouis surtout » des avantages que retirera la médecine de » la publication de votre travail, que je regarde » comme devant être fort utile aux prati- » ciens ».

Que le célèbre *Leidenfrost*, homme si supérieur aux louanges qu'il pourrait recevoir de moi, auquel j'avais aussi communiqué mon manuscrit pour qu'il le perfectionnât, me permette de citer également ici un passage d'une des lettres qu'il a daigné m'écrire ; une opinion de ce mérite ne peut que prévenir favorablement l'esprit du lecteur.

« Vous m'aviez prié, m'écrit-il, de noter » tout ce qui pourrait me paraître inexact ; » j'aurais pris cette liberté, si j'avais rencontré » l'occasion de faire la plus petite remarque. » Je vous renvoie donc votre manuscrit sans » y avoir fait aucun changement ».

Soutenu par d'aussi grandes autorités, j'ai essayé mes forces dans ce genre de composition. Je ne rappellerai pas que cet ouvrage est dépourvu de toute élégance ; je dois dire seulement qu'il est le fruit de mes observations journalières, que je m'en occupe depuis plusieurs années, et qu'il ne peut offrir rien d'équivoque. On le concevra facilement, si l'on admet que personne n'est plus propre à décrire une maladie que celui qui observe avec quelques dispositions naturelles, et qui passe son temps à voir auprès des malades.

Je n'ai pas, il est vrai, la folle présomption de croire avoir acquis, en observant, cette habileté d'esprit que l'illustre *Zimmerman* et le célèbre *de Haen* ont regardée comme absolument nécessaire au médecin contemplateur. Toutefois, j'ai suivi la voie que m'a montrée une raison saine, calme, bien réglée, cultivée par le travail, éclairée par le flambeau de l'observation. En observant, j'ai toujours recherché la vérité ; j'ai ensuite établi les rapports naturels des matériaux que j'avais rassemblés, et de ces accords j'ai enfin étendu le domaine des maladies bilieuses.

C'est dans ces circonstances qu'a été composé cet opuscule, que je recommande à la bienveillance du lecteur judicieux qui en fera son profit s'il y trouve quelque mérite.

EXPOSITION DU SUJET.

Personne, je crois, n'ignore combien de progrès a faits la médecine depuis qu'on a repris la voie de l'observation, que l'incomparable *Bacon*, juge éclairé, ardent promoteur de toutes les sciences, regardait, de son temps, comme si désirable.

Les observations ont été si multipliées de nos jours, qu'elles paraissent embrasser tout ce que peut supporter la faiblesse humaine, sans qu'on puisse désormais y rien ajouter. Le sujet même que je traite est si fréquent, a été si anciennement connu, qu'il en est fait mention dans les premiers monumens historiques de la médecine. Néanmoins, comme chaque jour ajoute à notre expérience, on ne peut nier qu'il faille encore recueillir avec soin des observations dignes de mémoire, afin de bien connaître sous toutes ses formes, une maladie dont nous connaissons d'ailleurs la nature. Ce sont du moins les préceptes du divin *Verulamius* : « On peut remarquer, dit-il, bien » de nouveaux rapports dans la forme et les

» circonstances d'un objet qui, cependant, n'a
» point changé de nature (1) (a). »

Cette maxime est applicable aux fièvres bilieuses que je vais décrire. On trouve, il est vrai, des descriptions de ces maladies, dans la plupart des écrits depuis *Hippocrate* jusqu'à nos jours; on a déterminé plusieurs de leurs espèces et de leurs variétés; ce sujet n'est cependant pas épuisé. On peut encore ajouter à la description des divers modes dont la maladie est susceptible en traçant des histoires particulières. L'illustre *Scrhæder* et le célèbre *May*, l'ont prouvé par plusieurs raisons dans une excellente dissertation *sur l'étendue qu'embrassent les fièvres bilieuses*.

Ils ont considéré la fièvre bilieuse comme devant être rapportée aux maladies fébriles et comme formant un genre principal qui embrasse plusieurs espèces; ils blâment les écri-

---

(1) De Dignitate atque augmentis scientiar. *Argentor.* 1654.

(*a*) Je n'ai pas cru devoir traduire en français le titre des ouvrages cités, attendu que la plupart n'ont pas été traduits dans cette langue, et que, dans beaucoup de cas, on ne demanderait pas un ouvrage par le titre qui lui appartient, si l'on en faisait un en latin sur celui que je donnerais en français.

vains antérieurs et les contemporains qui, dans des abrégés de médecine, la regardent comme une espèce peu importante dont ils font à peine mention, et, seulement, en parlant des maladies d'une nature mixte; ils ont encore ajouté au diagnostic des fièvres bilieuses, en déterminant certaines complications que l'on avait considérées auparavant comme des espèces simples. Bientôt après *Selle* présenta à l'académie de Halle, une dissertation justement estimée, dans laquelle il offrait *les rudimens d'une distribution naturelle des fièvres*, et où plusieurs espèces de fièvres bilieuses, prises des auteurs, étaient rapportées à un ordre naturel. Dans la suite *Selle* accrut et perfectionna cette doctrine dans sa *Pyrétologie*.

Il s'en faut néanmoins que cet auteur ait décrit toutes les espèces de fièvres bilieuses, et chacune en particulier; car il en a omis plusieurs complétement. Cela devait même être ainsi, attendu qu'un auteur ne peut décrire que d'après sa propre observation, ou celle des temps antérieurs : c'est pourquoi au milieu de tant de connaissances acquises sur les fièvres bilieuses, on devait encore désirer un ouvrage qui exposât un peu plus amplement qu'on ne l'a fait, toutes les altérations dont la bile est susceptible, et tous les maux qui résultent de son altération.

Si l'on dit que je signale trop hardiment une telle lacune, je désire qu'on veuille comparer les observations que je publie, telles qu'elles sont, dépouillées de tous les ornemens du style, mais racontées avec candeur et bonne foi; qu'on les compare, dis-je, avec celles des auteurs; alors on verra si je n'ai point décrit certaines espèces de maladies bilieuses (car je n'ose dire toutes), entièrement omises par les auteurs.

J'ai eu l'occasion pendant quatre ans, c'est-à-dire, depuis l'année 1776 jusqu'à l'année 1780, d'observer dans le comté de Tecklenbourg, et les lieux circonvoisins, une épidémie de fièvres bilieuses qui produisait beaucoup de ravages; et certes, il serait bien étonnant que sur un si grand nombre de malades, pendant un si long espace de temps, je n'eusse rien vu, je n'eusse rien remarqué qui soit digne d'être mis au jour. Ce le serait même d'autant plus que, quelquefois, la maladie s'éloignait beaucoup de la marche décrite par les auteurs; je ne dis pas de sa marche naturelle, car ainsi que le remarque *Gaubius*, « chaque maladie a ses symptômes propres et » nécessaires, qui sont toujours les mêmes,

» et démontrent sa présence ; qui continuent » sa nature, et changent par conséquent avec » elle (1). »

L'épidémie se présentait sous plusieurs formes; en observant avec soin, on rencontrait même assez fréquemment des cas particuliers qui, à cause de leur physionomie, pouvaient être rapportés à telle ou telle autre maladie ; mais les apparences une fois dissipées, leur caractère était à découvert, et l'on reconnaissait le caractère propre aux fièvres bilieuses. Ce n'était pas toujours par les signes diagnostiques que l'on jugeait de la présence de la maladie épidémique ; dans beaucoup de cas, ainsi que cela est arrivé au célèbre *Van den Bosch* dans le cours d'une épidémie vermineuse (2), j'ai été convaincu de son existence par le raisonnement seul; plus tard, la suite de la maladie, le bon ou le mauvais effet des six choses non naturelles, et enfin la méthode elle-même du traitement, mettaient la question hors de doute. Toutes les fois, en effet, qu'on ne déduisait point l'indication à remplir de l'existence d'une maladie bilieuse, mais bien du nom

(1) Gaubii Instit. Pathol. §. 835.

(2) Editio nova, curante J. Chr. Ackermann. *Norimb.* 1779.

de la maladie plutôt que de son vrai caractère, j'avais à regretter, ainsi que plusieurs de mes collègues qui blâmaient ces erreurs dans le traitement, les suites souvent funestes de la maladie. J'ai fait encore cette remarque, non-seulement dans les maladies bilieuses essentielles, mais aussi dans plusieurs autres maladies compliquées de fièvre bilieuse.

Pendant le cours de cette constitution épidémique, les individus avaient acquis une telle disposition à contracter des maladies bilieuses, qu'elles compliquaient presque toutes les autres maladies sporadiques.

Je n'ai pas l'intention d'écrire sur ces complications (*a*); j'aime mieux traiter des anomalies de la fièvre bilieuse, qui diffèrent beaucoup de ses complications; et comme ce n'est pas trop nous éloigner de la route que nous avons à suivre, je vais dire, en peu de mots, quelle est, dans les maladies de ce genre, la différence qu'il y a entre une maladie anomale et une maladie compliquée.

Déterminons d'abord l'idée qu'on doit avoir d'une maladie bilieuse anomale : j'appelle maladie bilieuse anomale, toute maladie bilieuse

---

(*a*) Ce sujet a été approfondi par *Stoll*, Ratio medendi.

qui se manifeste avec les apparences d'une autre maladie, soit aiguë, soit chronique (1). Celui qui est pénétré des plus sages préceptes de la médecine, reconnaîtra que ce genre de maladies doit être établi plutôt d'après la similitude des causes que d'après la conformité des symptômes. *Thémison* considérait la recherche des causes comme inutile dans le traitement des maladies ; mais on doit plutôt admettre avec *Celse*, « que celui qui connaît bien la cause de » la maladie, la guérira mieux ». Or donc, puisque le caractère propre aux maladies bilieuses anomales dépend de la forme de la maladie, ou de symptômes insolites, on doit s'appliquer beaucoup à les distinguer des maladies bilieuses compliquées dans lesquelles, outre la cause bilieuse, il en existe une autre plus ou moins différente à cause de laquelle on ne doit point les confondre jusqu'à les prendre l'une pour l'autre, c'est-à-dire, une maladie compliquée par une maladie anomale et réciproquement.

On doit être également prévenu que les symptômes de la fièvre bilieuse sont sujets à tant de variétés, que l'on rencontre à peine deux maladies bilieuses semblables. On répète

(1) Plus bas je développerai amplement cette définition.

depuis long-temps que l'utérus est la cause de beaucoup des maladies, mais je crois qu'on peut le dire avec plus de vérité de l'altération de la bile.

Il arrive très-souvent que la fièvre bilieuse laisse des suites fâcheuses sur lesquelles on peut se méprendre faute d'un examen suffisant, et les considérer comme des fièvres bilieuses anomales. J'ai pris bien des précautions pour n'être point trompé par cette ressemblance. J'avais établi la règle de ne considérer comme telles, que les maladies auxquelles serait applicable la définition que je viens de donner d'une maladie bilieuse anomale. On le verra évidemment par certaines histoires que j'ai rapportées dans la première partie de cet ouvrage, au chapitre où je traite des suites de la fièvre bilieuse.

Qu'on ne m'accuse point d'imposture comme il arriva, au rapport de *Baglivi*, à *Henri Screta*, qui regardait les fièvres comme produites par l'inflammation seulement, ou encore à plusieurs autres, parmi lesquels *Andry* est le premier, qui ont supposé dans presque toutes les maladies une cause animée; qu'on ne croie pas que j'ai substitué à ces opinions, celle de regarder comme bilieuses des maladies qui ne le sont pas. Je dis seulement qu'elles se sont manifestées pendant le cours d'une épidémie de fièvres bilieuses, qu'elles ont eu leurs signes diagnostiques que j'énumérerai plus bas, et qu'enfin, elles n'ont pu guère être soulagées, si ce n'est par les médicamens que l'on emploie avec avantage dans les fièvres bilieuses.

Comme je suis plutôt observateur que dogmatique, mon intention n'a pas été d'épuiser entièrement le sujet, ni de parler de toutes les maladies bilieuses anomales connues jusqu'à présent. D'ailleurs, mon observation ne s'étend pas à toutes et à chacune des espèces ; mais on verra que j'ai déterminé quelle est la nature de plusieurs que l'on trouve décrites dans les auteurs. Parmi ces maladies, j'ai pris à tâche d'en décrire quelques-unes seulement, d'abord parce qu'elles n'ont pas été toutes décrites, du moins autant que je puis le savoir ; et aussi, parce qu'il en est qui sont dignes d'une plus grande attention. Si je ne me trompe, mon ouvrage fera voir que, dans l'exercice de la médecine, on doit s'appliquer beaucoup à la recherche des causes, et que la bile est une cause de maladie beaucoup plus fréquente qu'on ne l'a cru encore. Je pense même que les anomalies des maladies bilieuses méritent une attention égale à celle qu'ont excitée, parmi les savans, la goutte anomale que *Musgrave* a décrite parfaitement ; les fièvres protéiformes reconnues par *Morton* et plusieurs autres, et enfin la puissance morbifique animée, sur laquelle *Van den Bosch* a fait beaucoup de recherches (*a*).

Il ne paraîtra point étonnant qu'une même cause puisse produire des maux si variés que l'on ne peut faire cesser qu'après l'avoir détruite, et qui éludent tous les efforts du médecin, si l'on n'emploie des moyens convenables. Cela n'était pas autrement dans les maladies vermineuses; aussi, pourrais-je dire avec le célèbre *Van den Bosch*, « qu'on remarquait souvent des symptômes extraordinaires qui cédaient moins que de raison à la méthode ordinaire de traitement, quoiqu'elle fût déduite du nom propre de la maladie, et prescrite selon la règle ».

Les maladies bilieuses anomales que j'ai décrites, ne demandent ni une méthode de traitement, ni un régime différent de celui qui convient à la fièvre bilieuse, de sorte qu'il n'en est point fait mention dans leur histoire:

(*a*) Quelle est donc cette puissance morbifique? quelles sont ses qualités? Comme très-incessamment je publierai quelques réflexions sur les causes des maladies, je m'abstiens ici de donner les développemens nécessaires pour faire sentir que ce n'est point du tout de cette manière que l'on doit envisager ce sujet.

on les guérit par les mêmes remèdes, le même régime que les fièvres bilieuses; quelquefois seulement une attention scrupuleuse m'a appris qu'il y avait un choix à faire selon les circonstances de la maladie. Cette conformité dans la méthode du traitement ne prouve-t-elle pas celle de la cause morbifique, pour ne pas dire son identité? C'est d'ailleurs ce que l'on remarque dans beaucoup d'autres cas; les médecins éclairés savent, par les écrits de *Morton*, de *Torti*, de *Werlhof*, que certaines fièvres protéiformes sont de la même nature que les fièvres intermittentes, et qu'on les guérit par les mêmes moyens qui sont d'usage contre ces dernières. Pourquoi ne pourrait-il pas en être de même pour les maladies que j'ai décrites?

Rien ne sera plus favorable aux progrès ultérieurs de la médecine, que de la rappeler sans cesse à sa simplicité en éloignant les difficultés inutiles et cette affectation de langage qui la surchargent encore. On y parviendrait en s'appliquant mieux, d'après le conseil de *Baglivi*, à l'histoire des causes qui produisent spécialement telle maladie et non pas telle autre, du moins dans le plus grand nombre des cas.

Quoique ce soit là mon dessein, peut-être ne l'ai-je pas entièrement accompli; je crois néanmoins que quiconque cherchera à bien connaître les effets d'une cause unique qui se multiplie tant, sera à même de voir que je n'ai pas négligé ce sujet de considération. Tant s'en faut néanmoins, que je croie l'avoir épuisé; je serais assez heureux de n'avoir point erré, et si des personnes plus éclairées peuvent cultiver et ajouter à ce que j'aurai fait.

Il me reste à dire, que les qualités de la fièvre bilieuse épidémique que j'ai observée, m'ont paru lui appartenir exclusivement, afin que le lecteur soit bien fixé sur la nature de la maladie, et qu'ensuite, lorsque je traiterai des maladies bilieuses anomales, je n'aie besoin que de rappeler l'épidémie, sans qu'il soit nécessaire de répéter ce que j'aurai dit à cet égard. Pour cela, avant que de parler des maladies bilieuses anomales, je vais d'abord donner l'histoire générale de l'épidémie.

Mais avant de dire ce qui annonçait la maladie, et ce qu'elle était à son déclin, il est à propos d'exposer quelle fut l'influence des lieux, quelle fut celle des saisons, celle de la nourriture des habitans, celle des âges et des sexes, sur les progrès de l'épidémie.

HISTOIRE
DE L'ÉPIDÉMIE

QUI EUT LIEU

DANS LE COMTÉ DE TECKLENBOURG,

DEPUIS L'ANNÉE 1776 JUSQU'A L'ANNÉE 1780.

Je n'ignore pas qu'il est une classe d'individus qui se trouverait fort mal en Westphalie. On vit cependant assez bien dans ce pays lorsqu'il jouit de la tranquillité. Mais il en fut privé pendant quatre années consécutives, savoir: depuis 1776 jusqu'à 1780. Le comté de Tecklenbourg est une petite province de Westphalie qui a quatre milles de circonférence; elle est divisée en deux parties par des montagnes : l'une est l'évêché d'Osnabruck, et l'autre celui de Munster. Sous le règne glorieux du grand Frédéric ce pays était tranquille et bien peuplé.

Il y a peu d'habitans dans les villes; la plus

grande partie reste à la campagne où elle vit des produits du sol qu'elle cultive. Les maisons sont couvertes de chaume; disposées pour élever du bétail, elles ne le sont guère bien pour les agrémens de la vie. Les hommes s'adonnent à l'agriculture, qui entretient leur santé ; les femmes filent le lin et soignent les troupeaux. Chaque année, les hommes font des voyages en Hollande ; ils fatiguent beaucoup pour aller et venir, et s'ils en rapportent de l'or, ils ont acquis aussi des dispositions à être malades. Ils sont d'ailleurs infatigables, d'une constitution fort robuste, de très-bonne foi, nullement corrompus par les mœurs du siècle, et se plaisent dans leur ancienne simplicité. Ces hommes se contentent de peu, vivent sans aucun apparat, se nourrissent de pain bis, de lait, de gâteaux, de viande de porc, ou de bœuf fumée, de choux verts, rarement de choux pommés, de raves, de carottes, de fèves, de pois et surtout de pommes de terre. La nourriture des malades et des femmes enceintes, est une soupe faite avec de la bière et du pain noir, dont on les gorge, malgré le rebut qu'elle occasione souvent. Les habitans de ce pays se croiraient morts s'ils passaient un jour sans manger. Ils n'appellent presque jamais le médecin quand ils sont légèrement malades ; fort rarement pour les maladies graves, et jamais avant cette époque de la maladie dans laquelle, comme le dit *Celse*, on ne doit guère espérer que le malade échappera à la violence du mal, en temporisant, pour attendre l'époque favorable à l'emploi des remèdes. On doit blâmer encore davantage l'abus des spiritueux, surtout dans les fièvres, dans lesquelles ils en font constamment usage. On pourrait appliquer à beaucoup d'entre eux cette épigramme d'Epicure, qui, étant dans son lit de mort, chercha, dit-on, à engourdir ses sens et son appétit, en avalant une grande quantité de vin pur : *l'ivrogne a bu les eaux du Styx.*

Un autre usage qui est blâmable, c'est la croyance religieuse de ces hommes qui ne se laissent saigner dans aucune maladie de quelque nature qu'elle soit.

Dès qu'ils sont malades, ils se hâtent de mettre en usage les purgatifs aloétiques qui troublent la marche de la maladie ; vers son déclin ils se reposent sans vouloir prendre aucun remède, dans la crainte chimérique d'épuiser leurs forces. De là résultent une hydre de maux, pour ainsi parler, et des métastases étonnantes.

Ce qui est encore très-extraordinaire, ils

ne sont nullement incommodés par une atmosphère qui est souvent insalubre ; ils ne soignent point leur santé, et à l'entour de leurs demeures, sont des marais et des étangs disposés pour recevoir le lin et le chanvre. Il est, à la vérité, d'autres circonstances tout-à-fait salutaires qui concourent à maintenir leur santé : les hommes n'y sont point usés ni efféminés par la luxure et l'oisiveté ; dès la plus tendre jeunesse, ils sont accoutumés à une vie dure et sobre ; ils croissent vite, deviennent pubères fort à bonne heure, et ne vieillissent que fort tard. Les riches qui habitent les villes et ne se contentent pas d'une vie si simple, qui se livrent aux plaisirs de la table et surtout à l'usage des boissons chaudes, sont, pour cela, plus sujets à être malades. Enfin, généralement dans ce pays, on a plus de confiance à la médecine qu'au médecin. L'illustre *Meteger* ayant traité savamment de la manière de vivre et des maladies des habitans de la Westphalie, je renvoie à son ouvrage pour être plus court.

Comme, avant l'année 1776, on n'avait remarqué dans le comté aucune trace de l'épidémie bilieuse, il est à propos de dire quelles furent les circonstances de la saison qui disposèrent le plus à cette maladie, qui se propagea si fort par la suite. Il faut cependant avouer qu'en cette occasion, ce sujet de considération n'offre rien de très-important dans l'histoire des causes de l'épidémie.

Je n'ose pas même affirmer que le grand froid de 1776, dont *Van Swinden* a fait l'histoire dans un ouvrage particulier, ait pu disposer tellement à cette épidémie; quoi qu'il en soit, voici ce que l'on remarqua : La maladie se manifesta d'abord dans quelques faubourgs, au commencement du printemps, sans que l'atmosphère parût être bien insalubre. Après avoir régné plus doucement pendant l'été, elle fit de grands progrès pendant l'automne, en même temps que le vent du sud régnait et que le ciel était souvent nébuleux. Comme l'illustre *Méteger* a inséré dans son Journal de Médecine, seconde partie, page 58 et suivantes, la constitution épidémique de cette année, que j'avais décrite, je n'ajouterai rien de plus ici.

La fièvre cessa en quelque manière, pendant l'hiver de 1777, et alors il ne régna point d'autres maladies. Au printemps suivant, la température éprouva des vicissitudes qui amenaient alternativement la chaleur de l'été, ou le froid de l'hiver, et le nombre des malades augmenta en même temps de tous côtés. Outre la fièvre bilieuse, régnaient aussi des pleurésies, dés angines bilieuses. L'été suivant fut très-pluvieux, le nombre des maladies augmenta beaucoup; sans acquérir un plus mauvais caractère, elles devinrent intermittentes. Le temps fut beau à la fin de l'été et pendant le commencement de l'automne, alors la maladie cessa et les habitans vécurent en sécurité; mais pendant l'hiver de 1778, l'épidémie fit encore de nouveaux progrès parmi ceux qui ne prenaient point de précaution; la maladie qui avait été apaisée précédemment, se renouvela avec plus d'intensité, et continua ainsi pendant le cours du printemps qui fut pluvieux. Alors même, le nombre des maladies augmenta encore; il y eut des fièvres bilieuses scarlatines, et des angines anomales; plusieurs personnes furent atteintes de pleurésies et de toux bilieuses dont elles moururent. L'été fut chaud, très-favorable, constamment serein dans presque tous les royaumes d'Europe, à l'exception des pays de l'Orient situés entre le 30e et le 50e degré de l'équateur. Les moissons furent abondantes. Les maladies furent néanmoins très-fréquentes, surtout les angines bilieuses. Vers la fin de l'été et en automne, la fièvre bilieuse parut avoir cessé entièrement, mais on éprouvait encore des douleurs dans les membres, de mauvaises digestions et des toux bilieuses.

Les malades furent dans le même état jusqu'à la fin de l'hiver de 1779 qui n'eut que quelques semaines de froid et qui fut doux sans être salubre. Alors commencèrent plusieurs maladies avec des symptômes bilieux ; il y eut, en plusieurs endroits, des varioles d'un mauvais caractère ; les femmes en couches étaient gravement malades ; les enfans étaient tourmentés par des toux, des angines malignes. L'été fut brûlant, il y eut des fièvres arthritiques et scarlatines anomales. Vers la fin on observa des fièvres bilieuses qui se prolongeaient pendant l'automne, accompagnées alors de diarrhées très-fétides, qui simulaient la dyssenterie. Cette saison fut nébuleuse et pluvieuse ; elle fut particulièrement nuisible aux personnes faibles qui guérissaient difficilement, et chez lesquelles la maladie ne pouvant avancer vers sa guérison, semblait aller d'un pas rétrograde, comme dit *Celse*, pour entraîner la perte du malade.

Voici quelle était la proportion relativement aux âges et aux sexes : les adultes y étaient plus sujets que les enfans, les enfans plus que les jeunes gens, les femmes en étaient plus gravement affectées que les hommes, elle était rare chez les jeunes gens chez lesquels, il est vrai, elle offrait aussi plus de danger.

Quant aux maladies bilieuses anomales, voici ce que j'ai observé : en général, les jeunes gens et les enfans étaient atteints de fièvres bilieuses anomales avec toux ; les vieillards, au contraire, étaient sujets aux maladies bilieuses, anomales non fébriles. Les jeunes femmes furent spécialement affectées de fièvre bilieuse, de douleurs arthritiques bilieuses. Les femmes en couches furent atteintes de fièvre putride, ainsi que ceux qui, outre le foyer bilieux, avaient aussi des vers intestinaux. Par suite de la débilité de l'estomac, plusieurs éprouvèrent des fièvres nerveuses et des fièvres catarrhales-bilieuses. Les adultes éprouvaient des pleurésies, des hépatites, des fièvres intermittentes bilieuses ; les vieillards étaient atteints d'orthopnée.

Voilà ce que j'ai observé le plus souvent ; mais cela souffre des exceptions, car aucun âge n'était absolument exempt de cette maladie : j'ai vu un enfant vomir de la bile verte au sortir du sein de sa mère qui fut prise de fièvre bilieuse trois jours après son accouchement. J'ai vu la maladie attaquer un homme de quatre-vingt-douze ans, que j'ai guéri et qui vit encore. Mais d'ailleurs, tous ces cas sont rares, et comme le dit *Gaubius*, on ne doit point rejeter un système que la nature a établi, parce qu'il présente quelques doutes qui, probablement, dépendent de la portée de nos moyens.

PREMIÈRE PARTIE.

DESCRIPTION DE L'ÉPIDÉMIE.

Division de la première Partie.

Après avoir exposé ce qui appartient à l'histoire de l'Epidémie de Tecklenbourg, je vais sommairement énoncer les chapitres principaux auxquels je rapporterai les détails de cette première partie.

J'ai remarqué dans le cours de la fièvre, trois stades dont je traiterai séparément :

1°. Je parlerai des symptômes précurseurs les plus ordinaires de la maladie.

2°. Je traiterai de son cours et de sa durée.

3°. Je ferai l'histoire de ses suites.

Je traiterai séparément :

De quelques symptômes en particulier.

Des complications de la maladie.

Des crises ou des efforts critiques de la nature.

Après avoir enfin considéré la maladie comme salutaire dans quelques cas, je terminerai cette première partie par l'exposé de la méthode curative, propre à chacun des stades de l'épidémie.

Premier Stade de la Maladie épidémique.

On pouvait reconnaître à des signes particuliers que la maladie devait avoir lieu. Rarement elle survenait tout à coup; elle n'était pas non plus très-dangereuse lorsque les malades se modéraient pendant quelques jours, et que, d'après l'avis du médecin, ils supprimaient l'usage de la viande.

Elle débutait ordinairement par les symptômes suivans : lassitude, douleurs rhumatiques des membres et du dos, augmentant aux approches de la nuit; sentiment de formication dans les muscles; palpitations au creux de l'estomac, qui cessaient et revenaient spontanément, surtout après le repas; chez quelques malades, absence de la céphalalgie qui était légère chez d'autres et très-violente chez quelques-uns, occupant tantôt le front, tantôt l'occiput; sentiment de pesanteur au creux de l'estomac, qui simulait la cardialgie; douleurs des hypocondres, comme dans l'hépatite et la pleurésie fausse; rots continuels, nidoreux, sans rapports, tels que ceux que *Cœlius Aurelianus* dit avoir remarqués dans le choléra; langue sale, couverte d'un enduit muqueux plus ou moins tenace, blanchâtre et quelquefois jaunâtre, avec augmentation du volume de ses papilles; anorexie, nausées, efforts de vomissement, et quelquefois l'appétit était plus fort que dans l'état de santé; point de changement dans les selles, et dans quelques cas, constipation ou diarrhée; urine pâle, jaunâtre, offrant des bulles qui pénétraient quelquefois à sa surface; pouls faible, quelquefois fréquent; nuits agitées par des anxiétés spontanées qui survenaient pendant le sommeil; la face pâle chez les uns était colorée chez d'autres; dans quelques cas, les pommettes étaient alternativement pâles, ou rouges. Ces symptômes étaient généralement plus intenses chez les femmes que chez les hommes; leurs exacerbations avaient lieu aux approches des règles; de là, des suppressions, des dérangemens de la menstruation. On a vu cet état saburral simuler si bien la grossesse, que j'hésitais ensuite sur son existence lorsqu'il y avait quelques signes précurseurs de saburre bilieuse.

Pendant ce premier stade, les hommes pouvaient encore, le plus souvent, vaquer à leurs affaires, et rarement ils avaient recours à la médecine dont les moyens étaient alors si faciles, parce qu'ils croyaient que leur estomac ne pourrait se passer d'un dîner ni d'un souper.

La maladie ne restait pas long-temps dans cet état, qui pouvait changer de trois manières : 1°. en passant au second degré dont nous allons bientôt parler ; 2°. en devenant une maladie bilieuse anomale ; 3°. quelquefois enfin, les malades restaient ainsi dans un état valétudinaire, qui subsistait pendant quelque temps, et jusqu'à ce qu'il survînt une évacuation spontanée.

Lorsqu'elle n'avait pas lieu, la matière bilieuse s'attachait plus fortement aux viscères, ne lésait plus seulement les fonctions naturelles, ni la digestion en particulier ; mais cette cause s'exerçait sur d'autres parties, et dès-lors la faiblesse et l'amaigrissement faisaient des progrès, les malades ne pouvaient vaquer à leurs affaires, ils étaient chagrins, tristes et irascibles ; plus tard ils éprouvaient une constipation opiniâtre, des douleurs rhumatiques du dos et des membres qui étaient fort rebelles. Chez les femmes, survenaient des troubles de la menstruation ; les maux hystériques devinrent plus intenses. Mais si la matière bilieuse passait dans les secondes voies, alors elle devenait cause d'autres maladies, comme d'un flux céliaque, d'une suppression d'urine, d'une toux, de la phthisie, du tabès, etc. etc.

Lorsque la maladie passait au second stade, ou qu'elle devenait maladie bilieuse anomale, cela n'arrivait pas tout à coup; le premier stade durait ordinairement pendant quelques semaines, et quelquefois même pendant un trimestre entier, lorsque les malades n'avaient point recours à la médecine qui eût pu, dans ce cas, les soulager facilement (*a*).

(*a*) On doit sans doute considérer, avec le professeur *Pinel*, ce premier stade de l'épidémie comme un embarras gastrique. Les symptômes qu'énumère *Finke*, paraissent convenir exactement à la description générale de cette affection. En est-il de même du premier degré de l'épidémie de Lausanne, que M. *Pinel* considère également comme un embarras gastrique? Avant que d'opposer mon opinion à cet égard, à celle d'un médecin aussi judicieux que l'auteur de la *Nosographie philosophique*, je crois devoir, d'abord, exposer les détails sur lesquels j'établis un diagnostic différent du sien. Cette occasion mettra le lecteur à même de retrouver ici l'histoire de l'épidémie bilieuse de Lausanne, qui commence presque celle de nos connaissances exactes sur les fièvres bilieuses, et qui, sous ce rapport, ne peut manquer d'offrir beaucoup d'intérêt.

Premier degré de l'épidémie bilieuse de Lausanne : Sentiment de pesanteur, de lassitude et de faiblesse; céphalalgie; dégoût pour les alimens; sensation incommode et presque continuelle de froid, qui portait les malades

Second Stade de la Maladie épidémique.

Le corps une fois infesté par une telle semence morbifique, pour parler comme *Gau-*

à se chauffer en plein midi ; état de somnolence, sans véritable sommeil ; bouche pâteuse ; langue sale, recouverte d'un sédiment blanc-jaunâtre et tenace. Cet état durait pendant trois ou quatre jours, au bout desquels, et quelquefois un peu plus tard, se manifestaient les autres symptômes suivans :

Frisson vers le soir, qui durait une ou deux heures, quelquefois davantage, auquel succédait une chaleur peu intense, mais accablante et mordicante au toucher, qui durait jusqu'au lendemain matin, et cessait alors sans aucune évacuation sensible ; chez quelques malades, il survenait, quelques heures après, une légère sueur, qui jamais ne devenait abondante, et qui n'amenait aucun soulagement. Pendant le paroxysme, les malades se plaignaient de mal de tête, et jamais de difficulté de respirer. Le pouls, à peu près naturel dans les premiers jours, était seulement un peu faible ; plus petit pendant le frisson, il était accéléré, fréquent et contracté pendant la chaleur, sans aller néanmoins au-delà de cent pulsations par minute.

Après le paroxysme, les malades restaient dans l'état de langueur qui précédait son début. Ils quittaient leur lit, mais ne pouvaient que se traîner dans leur chambre et avaient besoin de rester devant le feu.

Le paroxysme revenait chaque jour, s'éloignant souvent de l'heure du premier et sans être chaque fois exactement le même. Quelquefois il n'offrait point de périodes, et les malades avaient froid et chaud en même temps ; dans

bius, était pris de fièvre, ainsi qu'on l'imagine, à la moindre occasion.

---

quelques cas, il ne se manifestait que par une anxiété et une faiblesse plus grandes, qui avaient lieu vers le soir; mais ces malades étaient sans cesse dans un grand accablement et ne guérissaient pas plus tôt que les autres.

Quelques malades, les femmes âgées surtout, se plaignaient seulement d'une grande faiblesse, de dégoût, d'insomnie.

Quelques-uns d'une douleur rapportée au creux de l'estomac.

Une circonstance qui d'ailleurs était commune à tous, c'est que la convalescence n'arrivait qu'au bout de quelques semaines.

Lorsque la maladie n'était pas très-intense, et que les malades ne voyaient pas le médecin, les symptômes restaient à peu près les mêmes pendant une quinzaine de jours, si ce n'est que la chaleur et la faiblesse devenaient plus intenses et faisaient craindre la fièvre lente.

Au commencement de la maladie, il y avait constipation; le ventre se relâchait un peu vers la fin; l'urine était tenue, crue pendant l'apyrexie, un peu plus rouge pendant le paroxysme; cuite et sédimenteuse vers la fin de la maladie; la soif était rarement fort intense. Les enfans, les femmes, les vieillards étaient surtout dans cette première classe de malades.

Deuxième degré de l'épidémie bilieuse de Lausanne. On observait *peu* de différence entre le commencement du premier et celui du second degré; mais peu de jours après tous les symptômes devenaient *plus* graves; la débilité augmentait; les nausées succédaient au dégoût; les vomisse-

La terreur, la colère, les peines de l'âme, le refroidissement du corps, des travaux forcés;

---

mens spontanés étaient d'ailleurs fort rares; la chaleur était *plus* âcre, les paroxysmes *plus* violens; d'abord les malades éprouvaient un léger frisson, auquel succédait un léger sentiment de froid; et peu à peu, ordinairement vers le soir, la chaleur devenait *plus* intense; le pouls, *plus* fréquent, donnait jusqu'à cent seize pulsations par minute. Certains malades éprouvaient une céphalalgie des plus violentes. Après trois, quatre ou cinq heures, la fièvre diminuait, *ainsi que dans le premier degré.* Il ne survenait quelquefois pas de sueur. On devait d'ailleurs le désirer, car elles étaient nuisibles dans ce second degré, *comme dans le premier*, lorsqu'elles survenaient pendant la crudité de la maladie. Le paroxysme était d'autant plus fort, que le précédent avait fini par des sueurs plus abondantes. Il n'y avait jamais d'apyrexie complète, *ce qui distinguait essentiellement le premier degré du second.* L'urine était rare, tenue et rouge; les selles spontanées, rares et peu abondantes; la langue recouverte d'un enduit muqueux jaune; le sommeil, presque nul, était agité, inquiet, et ne soulageait aucunement les malades. La soif, *plus* intense que dans le premier degré, n'était d'ailleurs pas proportionnée à l'intensité de la fièvre; la maigreur faisait des progrès rapides; la face devenait pâle et jaune; les paroxysmes étaient *plus* réguliers que dans le premier degré.

En comparant les symptômes du premier degré de l'épidémie bilieuse de Lausanne, avec la description générale de l'embarras gastrique, peut-on dire qu'il y ait

un repos trop fort, des laxatifs pris à contre-temps; une saignée faite mal à propos, l'érup-

---

nité entre ces deux maladies? ou plutôt le premier degré de l'épidémie bilieuse de Lausanne n'est-il qu'une fièvre bilieuse peu intense, et non pas simplement un embarras gastrique? On a dû remarquer que les symptômes précurseurs avaient lieu pendant trois à quatre jours avant le début de la fièvre, qui avait ensuite une marche différente de celle qui appartient à l'embarras gastrique.

Cette dernière maladie n'a ni les symptômes précurseurs, ni le début, ni la marche, ni la durée propre au premier degré de l'épidémie bilieuse de Lausanne; elle ne débute point par un frisson qui dure aussi long-temps; elle n'offre point surtout des paroxysmes aussi constans que ceux que présentait ce premier degré; portée à un certain point, elle peut bien déterminer des mouvemens fébriles, mais ils n'offrent pas le type intermittent avec des alternatives tierces, ainsi que cela avait lieu pour les paroxysmes du premier degré de l'épidémie; en outre, quand l'embarras gastrique excite la fièvre, elle cesse avec lui, dans quelques jours, si l'on procure le vomissement, ce qui n'arrivait pas ainsi dans le premier degré de l'épidémie de Lausanne, dans lequel même, comme on l'a vu, il n'y avait pas toujours des signes d'embarras gastrique.

A toutes ces circonstances, il faut ajouter encore que ce premier degré de l'épidémie attaquait surtout les enfans, les femmes, les vieillards, et rarement les hommes adultes; toutes prédispositions très-propres à donner moins d'intensité à la maladie épidémique.

tion des menstrues, l'enfantement, étaient les causes déterminantes les plus ordinaires de la

---

Enfin, en comparant le premier degré de l'épidémie de Lausanne avec celui de l'épidémie de Tecklenbourg, qui est vraiment un embarras gastrique, on en déduira, je crois encore, de nouvelles preuves que le premier n'est point un embarras gastrique, par les différences que présente la description générale de chacun d'eux. Lorsque deux choses ressemblent à une troisième, elles se ressemblent toutes les trois, mais ce n'est pas le cas à l'égard de l'embarras gastrique et du premier stade de l'épidémie du comté de Tecklenbourg, comparativement avec le premier degré de l'épidémie de Lausanne; ce dernier a ses caractères propres qui n'appartiennent pas aux deux premiers.

Ne pourrait-on pas regarder ce premier degré de l'épidémie comme une fièvre bilieuse intermittente? Ce que *Tissot* nomme des paroxysmes, n'était-il pas de véritables accès? Cet auteur dit même, qu'après les paroxysmes, il y avait apyrexie complète, et que cette circonstance était celle qui établissait la différence essentielle entre le premier et le second degré de l'épidémie, parce que ce dernier n'offrait jamais que des rémissions.

Si je voulais chercher à prouver que de ces deux degrés le premier était une fièvre intermittente, et le second une fièvre bilieuse rémittente, j'ajouterais encore aux preuves que les fièvres de même nature peuvent offrir des types différens; mais à cette occasion je ne peux offrir que des présomptions, ce qui ne suffit pas pour établir que cette différence ait eu lieu entre le premier et le second degré de l'épidémie bilieuse de Lausanne. Aussi, abstraction faite de toute

fièvre. Elle pouvait d'ailleurs se manifester sans aucune cause antécédente sensible, à raison seulement de l'augmentation de la matière morbifique, ou bien parce que les forces ne pouvaient plus résister à cette cause de maladie. Elle paraissait aussi se développer par contagion, car une fois qu'elle avait lieu dans une maison où régnait la malpropreté, elle attaquait ordinairement tous les individus qui l'habitaient (*a*).

---

considération relative au type, je pense que tous les deux sont de même nature, et ne diffèrent que par l'intensité des symptômes, comme on peut d'ailleurs le remarquer par la comparaison de l'histoire que *Tissot* a laissée de chacun d'eux. C'est l'intensité des symptômes qui établit la différence entre le premier et le second degré de l'épidémie bilieuse de Lausanne. Nous verrons qu'il n'en est pas ainsi à l'égard du premier et du second stade de l'épidémie bilieuse du comté de Tecklenbourg, et que la différence entre eux est établie par l'existence de certains symptômes qui sont propres au second stade, et qu'on n'observe point dans le premier.

(*a*) On pense assez généralement, et sans doute d'après *Stoll*, qu'il n'est de maladie contagieuse que celle qui produit un virus qui a la propriété d'occasioner la même maladie que celle dont il provient.

Si certaines fièvres ne sont pas contagieuses au moyen d'un virus, elles peuvent l'être cependant d'une autre manière, comme le prouve la note suivante, que j'extrais

Lorsque la maladie se manifestait, outre les symptômes propres au premier stade, ou lors-

---

d'un article dans lequel je traite de la contagion avec quelques détails.

Note sur la manière dont s'est propagée, à Bourbonne-les-Bains, la fièvre gastro-adynamique qui a régné épidémiquement en France, dans les départemens du nord-est, à la fin de 1813 *et au commencement de* 1814.

Dans les derniers jours de décembre 1813, il n'y avait point de malades à Bourbonne-les-Bains. A cette époque il arriva inopinément plus de mille soldats malades. Comme l'hôpital militaire de cette ville n'est ouvert ordinairement que pendant l'été, il aurait fallu que les autorités locales eussent été prévenues pour pouvoir y loger ce convoi de militaires. On fut donc dans la nécessité de les placer, en attendant, chez les particuliers. La même maladie était commune au plus grand nombre des militaires malades. Incessamment elle se manifesta parmi les habitans, et la mortalité augmenta d'une manière effrayante. La maladie se manifestait exclusivement chez ceux qui avaient logé les militaires malades, ou qui avaient eu des rapports avec eux. Il est mort un médecin *. Sur trente-cinq infirmiers, dix-neuf sont morts. Le curé et son vicaire ont été malades. Il n'y a pas d'exemple qu'un habitant ait communiqué la maladie à un autre habitant, quoique les parens et les amis fussent empressés autour de celui qui

* Le médecin et le chirurgien en chef sont morts plus tard, ainsi qu'un chirurgien et un pharmacien sous-aides.

qu'ils duraient depuis quelques jours, ceux quisuivent se développaient : sentiment alternatif de froid et de chaud qui devenait rarement fort intense; chaleur brûlante rapportée au dos et comparable à l'action de l'eau bouil-

---

était malade. Dès qu'on le put, on séquestra les militaires dans l'hôpital; dès-lors la maladie épidémique diminua parmi les habitans, et ses progrès ne recommencèrent point. A mon arrivée à Bourbonne-les-Bains, il n'y avait plus qu'une soixantaine de militaires malades, qui l'étaient plutôt des suites différentes de la maladie, que de la maladie elle-même. Elles avaient d'ailleurs un caractère commun, celui d'être toutes accompagnées d'une grande faiblesse : c'étaient des leucophegmaties générales ou partielles, des parotides, des dévoiemens, la maigreur, l'atrophie des membres, des pous, etc.

D'après ces détails, je considérai la maladie comme contagieuse, et je pris en conséquence les conclusions que je jugeai convenables pour prévenir de nouveaux progrès et faire cesser les effets qui existaient encore.

A Mayence, ville frontière dont l'administration militaire était dans la plus grande détresse, on logea également les militaires malades chez les particuliers, et la maladie épidémique exerça sur eux des ravages effrayans. Ce fléau répandit le deuil et la désolation dans tous les lieux où les militaires avaient séjourné. Sur la route de Metz à Mayence, il y a des petits villages où la population a été diminuée de près d'un quart, notamment dans le village de S.-Avold.

lante, se portant à la figure qui, alors, devenait rouge et pâlissait quelques heures après; sueur nulle ou légère, partielle, quelquefois universelle et rarement critique; diarrhée ou constipation qui augmentaient selon que l'une ou l'autre avaient existé précédemment; augmentation des symptômes d'embarras gastrique, gène plus grande dans la région de l'estomac, aversion plus forte pour les jus gras et les viandes, efforts de vomissement plus répétés, anxiétés précordiales plus profondes; de là de mauvaises nuits, et des reveils en sursaut si les malades venaient à pouvoir s'endormir; pressés par la soif, ils préféraient l'eau pure, et avaient du dégoût pour l'eau chaude qui augmentait les anxiétés. Dans un cas particulier, j'ai même vu un malade atteint, pendant plusieurs heures, d'un délire maniaque qui avait été causé par l'usage *trop* abondant de l'eau chaude(*a*). Par la suite, j'ai regardé le thé comme toujours mauvais.

(*a*) L'auteur dit ici que le délire est survenu chez ce malade, parce qu'il avait bu *trop* d'eau chaude; mais de ce que le délire est survenu parce qu'il en avait *trop* bu, il ne faudrait pas en induire que l'eau chaude soit un mauvais moyen. Tout autre eût produit des accidens à certaine dose. L'excès est toujours nuisible, et en méde-

La fièvre continuait comme elle avait commencé, sans présenter aucune rémission, ou si, pendant le jour, elle diminuait un peu, elle reprenait toute sa force vers le soir (*a*). Le pouls était plus faible et plus fréquent que dans le premier stade; il était souvent imperceptible chez les hommes les plus robustes, ce qui annonçait une faiblesse générale et la tendance à la fièvre putride. Cet état devait néanmoins inquiéter peu, lorsqu'on reconnaissait la présence d'une surcharge ou embarras bilieux stomacal; car alors on voyait fréquemment un émétique, ou un laxatif, faire cesser

---

cine, il produit, dans l'application des remèdes, des accidens relatifs à la nature propre de la maladie, et à celle de la crase du malade. Au reste, l'assertion de *Finke* est exacte, et conforme à l'observation journalière; l'eau chaude ne convient point dans les fièvres bilieuses, comme boisson ordinaire; mais le fait que rapporte *Finke* à l'appui de son assertion, n'en est point une preuve.

(*a*) Voilà le caractère propre des fièvres continues; elles présentent seulement une exacerbation vers le crépuscule du soir, et jamais des paroxysmes semblables à ceux que *Tissot* mentionne dans la description générale de l'épidémie bilieuse de Lausanne, qui me portent à croire qu'il y eut beaucoup de fièvres intermittentes ou rémittentes dans le nombre des malades atteints de cette épidémie.

tout-à-fait la maladie et sa cause, presque immédiatement, et les malades vaquer peu après à leurs affaires avec un pouls naturel. *Andry* et *Van den Bosch* ont fait la même remarque à l'égard des vers dont l'expulsion produisait les mêmes effets immédiats (*a*).

(*a*) Ces détails prêtent beaucoup à la réflexion, et méritent une attention bien soutenue dans l'exercice de la médecine. Ce sont ces cas que l'on méconnait si souvent, et qu'il est nécessaire pour cela de bien signaler. *Finke* mentionne ici des faits particuliers dans lesquels une fièvre intense avec *faiblesse*, *fréquence du pouls, qui est même quelquefois imperceptible, chute des forces*, etc. cesse immédiatement après un émétique; c'est ce que l'on peut vérifier chaque jour. Mais pour bien apprécier des faits de cette nature, il faut approfondir avec soin l'ensemble de la maladie; car il est des cas qui offrent ces mêmes symptômes, et dans lesquels il serait cependant fort dangereux de provoquer le vomissement, attendu qu'ils sont alors les caractères propres de la maladie, tandis que, dans le cours de l'épidémie, ils étaient consécutifs à l'intensité qu'elle pouvait acquérir quelquefois. Dans les cas dont parle *Finke*, l'indication de l'émétique se prend dans la considération de la constitution régnante, et dans celle de l'état des premières voies. Ces deux conditions n'existant plus, les symptômes extraordinaires dont il fait mention peuvent avoir une autre valeur, prise de l'ensemble de la maladie dont ils font partie, et il est possible qu'alors ils offrent une indication différente, ou même opposée à celle

Mais chez quelques malades les effets de l'émétique n'étaient pas aussi immédiatement salutaires, et ceux-ci ne recouvraient pas aussi promptement leur santé. Au contraire, pendant son cours, la maladie devenait plus fâcheuse, ce qui coïncidait ou paraissait tenir à une constipation fort opiniâtre, ou bien au dévoiement. Lorsqu'en effet il y avait constipation, les douleurs des membres et du dos, les anxiétés, les veilles, ou la somnolence, les soupirs, le délire, devenaient plus intenses; la fièvre ne présentait aucune rémission, la langue était sèche, d'une couleur jaunâtre, tirant sur le noir, recouverte d'une mucosité très-tenace qui adhérait fortement aux gencives et aux lèvres, et qui collait ensemble toutes

---

que *Finke* suivait, à raison des circonstances que nous avons fait remarquer.

Au reste, si la fièvre bilieuse peut devenir spontanément très-grave, et donner lieu aux symptômes dont parle *Finke*, que l'on fait cesser en cherchant à expulser le foyer bilieux, plus fréquemment encore elle acquiert beaucoup d'intensité, et est accompagnée de symptômes aussi graves, par suite d'un traitement mal entendu; dans ces cas, il est fort dangereux de ne savoir pas rétrograder pour suivre une méthode de traitement mieux adaptée au caractère de la maladie.

Je vais revenir sur ce sujet.

ces parties. La surdité accompagnait le déclin de la maladie, comme *Tulpius* l'a aussi remarqué (1) (*a*).

Quand c'était le flux de ventre qui avait lieu, les malades souffraient moins des membres; mais la céphalalgie était plus intense, et elle allait souvent jusqu'au délire phrénétique; quant aux autres symptômes : soif plus aiguë, douleurs de colique, urine variable, déjections alvines, liquides, spumeuses, vertes, noires, d'une odeur très-fétide; le pouls, à l'exception des cas où il y avait phlegmasie, était toujours faible et souvent intermittent, ainsi que dans le cas de constipation; la respiration, s'il n'y avait point d'anxiétés, était assez bonne. Le dévoiement n'était pas d'un bon augure; c'é-

---

(1) *Monita medica*, n° 59.

(*a*) Et pourquoi citer un compilateur dans cette occasion? Ne sait-on pas avec quel succès s'est exercé le génie d'*Hippocrate* sur les signes prognostiques? Il est déplorable de voir des hommes laborieux s'opiniâtrer à la lecture de tant de compilations, qui ne peuvent inspirer que le dégoût et la satiété, pour négliger la lecture des observateurs, si propre à féconder et notre savoir et notre génie. *Finke*, sans doute, n'était pas de ce nombre; mais on peut, je crois, en cette occasion, lui reprocher de ne pas en avoir profité pour rendre un nouvel hommage au génie créateur d'*Hippocrate*.

tait d'ailleurs d'un heureux présage quand le ventre se relâchait un peu dans les cas de constipation.

En général, on pouvait espérer que la maladie se terminerait par la santé, si les malades se hâtaient de supprimer toute nourriture trop forte pour vivre sobrement; s'ils ne négligeaient point l'usage des médicamens appropriés; si la maladie n'était point compliquée, ou du moins qu'elle le fût légèrement; lorsqu'après un émétique les malades ayant vomi des matières bilieuses mêlées de mucosités, ou même aussi des matières verdâtres, les anxiétés cessaient entièrement; si les déjections alvines étaient assez molles, bien liées et en corde; si l'urine présentait d'abord un nuage, et déposait ensuite un sédiment vers le quatorzième jour, ou un peu plus tard, et qu'ensuite elle ne redevînt point claire, comme cela arrivait souvent dans les fièvres bilieuses nerveuses, ainsi que je le remarquerai plus bas; quand il se formait des bulles à la surface de l'urine et qu'elles se dissipaient bientôt; si la langue était nette depuis sa pointe jusqu'à sa base, après l'évacuation de la matière bilieuse; si, lorsqu'il avait existé quelques symptômes de pleurésie, les malades expectoraient des crachats bilieux; lorsqu'enfin, le sommeil, l'appétit et toutes les autres fonctions reprenaient successivement leur ordre naturel dans l'état de santé.

Les circonstances suivantes faisaient présumer que la maladie devait être de longue durée : les sueurs survenaient dès le commencement ; le vomissement que procurait l'émétique n'amenait aucun mieux-être, et ne faisait point rejeter des matières bilieuses ; l'oubli des émétiques pour se hâter de prescrire des laxatifs ; la saignée pratiquée sans raison ; les anxiétés précordiales continuant après l'émétique ; la tuméfaction des hypocondres ; des pulsations du cœur ; la langue ligneuse, noirâtre, fendillée, ses papilles étant plus apparentes ; c'était aussi d'un mauvais augure lorsque, par l'usage des laxatifs, le ventre ne se ramollissait pas, et qu'il n'y avait point de déjections alvines ; lorsque la surdité, le bégaiement, des tintemens d'oreilles avaient lieu. Certaines circonstances prolongeaient encore la durée de la maladie, comme la présence des vers, l'enfantement ; certaines qualités de l'urine annonçaient aussi qu'elle serait longue : il en était ainsi, lorsqu'elle était claire, qu'elle ne présentait aucun nuage à sa surface, ni en suspension, quand elle offrait des bulles jusqu'au huitième jour de la maladie, et enfin, quand elle déposait ou non alternativement.

Ces remarques sont conformes à celles du père de la médecine : Si l'urine, dit le divin vieillard, présente des changemens alternatifs ; si tantôt elle est claire et tantôt chargée d'un sédiment blanc, léger, c'est un signe que la maladie sera longue, et qui doit rendre plus attentif. (1).

La maladie sera de longue durée si l'urine présente des bulles (2).

Lorsqu'on voit dans l'urine un léger sédiment qui amène tantôt un mieux-être, tantôt un état plus fâcheux, c'est un signe que la maladie sera longue (3).

Quoique la maladie fût de longue durée, le pouls n'était pas constamment débile ; il variait même dans quelques cas, au point qu'on ne pouvait guère le prendre pour signe prognostique. Dans la même maladie il était dur au commencement, et ensuite devenait mou ; dans d'autres cas, il était d'abord grand, et devenait petit tout à coup, et quelquefois il différait dans les diverses régions du corps. La distension des intestins par des gaz, une con-

(1) Prænot. 77.

(2) Aphor. 7. 24.

(3) Coac. Prænot. 575.

stipation opiniâtre, des contractions spasmodiques, paraissaient être la cause d'une si grande débilité et de ces alternatives du pouls. Aussi dans cette maladie, plutôt que dans aucune autre, doit-on s'arrêter peu à l'état de ce symptôme que *Celse* considère comme un signe très-équivoque, ou du moins doit-on y faire une moindre attention que dans les autres maladies (*a*). On ne pouvait en aucun cas dé-

---

(*a*) Ceci est trop général : il faut, dans la fièvre bilieuse, comme dans toutes les maladies, considérer d'abord chaque symptôme en particulier, et ensuite les envisager simultanément ; c'est après les avoir observés dans un ordre successif, qu'il faut avoir égard aux rapports qui existent entre eux, et déduire de cet examen le prognostic de la maladie. Jamais le prognostic ne doit être déduit d'un seul symptôme, abstraction faite de tous les autres ; car il n'en est aucun qui soit un signe d'une valeur absolue : tel symptôme que l'on regarde comme un signe de mort, n'acquiert cette valeur que par la considération des circonstances coïncidentes, sans lesquelles il n'est d'aucun poids. Le pouls, par exemple, peut être faible, débile, irrégulier, intermittent, et, dans ce cas, être un signe de mort, ou dépendre de circonstances particulières qui n'annoncent point du tout un événement aussi fâcheux. Dans le premier cas, le malade éprouve des sueurs froides et partielles, quelquefois visqueuses ; les extrémités deviennent froides ; les symptômes fort intenses d'une phlegmasie locale ont subitement disparu, etc. ; dans

terminer la nécessité de la saignée d'après l'état du pouls lors même qu'il était grand ou dur ;

---

ce cas, dis-je, le pouls est un signe mortel ; mais on voit qu'il n'acquiert tant de valeur qu'en conséquence des autres symptômes simultanés. Si, au contraire, cet état du pouls coïncide avec la sécheresse, l'amertume de la langue, une soif des plus intenses, une violente céphalalgie, des anxiétés précordiales, des efforts de vomissement, des rapports nidoreux, acides, etc.; un émétique fera disparaître ce signe en apparence mortel, et tous les symptômes coexistans cesseront, ou diminueront d'intensité ; tandis que, dans le premier cas, le pouls était vraiment un signe de mort, à cause des autres symptômes qui existaient simultanément avec lui.

Comme ce que je dis à l'égard du pouls est applicable à tous les symptômes et à chacun en particulier, je crois pouvoir en conclure qu'il n'y a point de symptôme qui soit un signe essentiellement mortel par lui-même, et indépendamment de tout autre symptôme simultané.

Ceci n'est pas seulement applicable à chaque symptôme en particulier, mais encore aux symptômes considérés deux à deux, trois à trois, etc. Quelle différence entre le pronostic que l'on doit porter sur certains symptômes thoraciques, selon qu'ils dépendent d'une phlegmasie locale, ou d'une affection nerveuse quelconque !...

Les mêmes réflexions sont, à peu près, applicables aux symptômes considérés par rapport au diagnostique ; il est infiniment rare que, sans le concours de plusieurs caractères, on puisse déterminer la nature d'une maladie. Je dis qu'il est rare, parce qu'en effet, on observe certaines maladies locales qui, quelquefois, se décèlent par

car alors il devenait tout-à-fait petit après la plus légère saignée. Je considérais la maladie

---

l'existence d'un seul symptôme : c'est ainsi que la douleur dans le trajet du nerf sciatique, nous suffit, dans quelques cas, pour caractériser une névralgie ; c'est ainsi que la migraine s'annonce très-fréquemment par une céphalalgie qui occupe la moitié de la tête, ou la tête toute entière ; c'est ainsi, enfin, que le seul craquement de certains os, comme du tibia, en manifeste la fracture d'une manière certaine. Mais ces faits ne sont que des exceptions qui ne détruisent point le principe général que j'avance. Il faut toujours, quand on veut avoir une idée nette et précise d'une maladie, avoir égard à l'ensemble des phénomènes qui la caractérisent, et aux causes qui lui ont donné naissance, si elles sont appréciables. De cette manière on arrive naturellement au choix d'une bonne méthode de traitement, et l'on évite de commetre des erreurs. C'est dans les fièvres surtout qu'il est bien important d'apprécier l'ensemble des phénomènes, et de tenir compte des causes prédisposantes et excitantes, parce qu'il n'y a aucun caractère, considéré isolément, qui puisse les faire connaître.

La force du pouls est commune à des maladies tellement différentes, qu'elle n'appartient à aucune d'une manière exclusive et essentielle. Si, au contraire, le pouls est fort, plein, la peau halitueuse, colorée ; cet ensemble forme une maladie particulière et distincte ; il en est de même de toutes ses autres altérations. A combien de maladies est commune la céphalalgie ! N'en est-il pas de même du délire ?

Si je voulais examiner chaque symptôme en particulier,

comme longue, quand elle se prolongeait au-delà de six septenaires.

---

l'on verrait qu'aucun d'eux n'a une valeur exclusive, jusqu'à pouvoir caractériser par lui-même une maladie quelconque et n'appartenir qu'à elle; qu'il en est peu qui puissent la caractériser par eux-mêmes et sans aucun symptôme simultané. Certains d'entre eux peuvent avoir seulement, assez souvent, un degré d'importance relative qui demande une attention particulière.

Le diagnostique d'une maladie peut être de deux sortes, selon que la maladie est simple ou compliquée : dans le premier cas, c'est une opération mentale du médecin, par laquelle il cherche à établir la distinction des symptômes essentiels ou pathognomoniques, d'avec les symptômes accessoires ou communs à beaucoup d'autres maladies; dans le second, le médecin cherche à établir les divers ordres de symptômes que la maladie peut présenter, ainsi que leur distinction d'avec les symptômes communs à la plupart des maladies. On peut quelquefois établir le diagnostique d'après les symptômes actuels; le plus ordinairement il est cependant nécessaire d'avoir égard aux circonstances commémoratives; il peut encore arriver qu'il faille attendre que la maladie ait fait plus de progrès, ou même qu'elle soit arrivée à sa terminaison.

C'est parce qu'il est nécessaire de juger d'une maladie d'après son histoire plus ou moins approfondie, que si peu de médecins excellent dans l'art du diagnostique, et qu'on remarque tant d'opinions divergentes sur un cas particulier. Le moyen pour que le vulgaire revienne de ses préjugés sur l'incertitude de la médecine, c'est que le médecin soit désormais plus attentif à décrire les ma-

Quand la maladie était fort longue sans qu'il y eût aucune évacuation, et qu'elle pas-

---

ladies, et qu'il sache faire à sa conscience le sacrifice de temps nécessaire pour en approfondir les détails.

Le coup d'œil du praticien ne s'acquiert que par l'habitude constante et laborieuse de méditer ainsi sur les détails d'une observation, pour établir son diagnostique, ses âges où périodes, sa marche, ses complications, son prognostic, son traitement, etc. Quel que soit le rapport sous lequel le médecin veuille juger d'une maladie, il exerce son coup d'œil médical. L'habitude de voir des maladies, de les rapprocher et de les comparer, donne, par la suite, à son coup d'œil, une promptitude exacte, qui ferait croire qu'il a, pour ainsi dire, deviné la maladie.... C'est tout ce que l'on pourrait penser de plus désavantageux sur son compte; les maladies ne se devinent point : un médecin habitué à l'observation est comme un grand astronome qui, en levant les yeux vers le ciel, voit et distingue aussitôt une foule d'objets qu'un astronome moins exercé ne peut apercevoir aussi promptement. Mais encore ce coup d'œil ne peut s'acquérir que par la voie de l'observation la plus répétée.

Quant à ce certain coup d'œil que l'on a acquis sans étude auprès des malades, qui économise tant de temps aux loisirs de certains médecins, et qui même leur donne un air d'assurance, utile dans l'opinion du vulgaire, je ne dois pas en parler, car il est étranger à la médecine.

Pour être bien disposé à acquérir facilement le coup d'œil du médecin, il faut approcher des malades avec des connaissances préliminaires, acquises par la lecture d'un ouvrage dans lequel les maladies soient bien décrites, sans être

sait à l'état de fièvre putride, ou à celui de fièvre hectique, s'il survenait des vomissemens bilieux peu considérables, sans aucun soulagement; une diarrhée de mauvaise nature, provoquée par une matière âcre qui corrodait les vaisseaux, excitait des douleurs spasmodiques et des coliques violentes, mêlée de stries, de sang et de matières purulentes; ces symptômes indiquaient la mort. Les malades vivaient ainsi pendant plusieurs semaines, avant qu'ils expirassent par la douleur.

---

surchargées par des spéculations sur des objets hypothétiques. De là naît aussi la nécessité d'un cours de médecine, dans lequel on présente aux élèves les auteurs originaux, en éloignant ce que chacun contient de défectueux ou d'imparfait, pour faire connaître les progrès successifs et l'état actuel de la science. Le professeur doit se proposer et n'avoir d'autre but que celui d'ouvrir chaque livre pour indiquer la page dans laquelle on peut acquérir des connaissances positives; il doit en faire sentir le mérite, la féconder par ses réflexions et sa propre observation. C'est un des avantages immenses que présente la *Nosographie philosophique*, et sous ce rapport encore son auteur a été fort utile.

Avec des connaissances acquises on peut observer seul, et toujours l'on profite bien davantage des leçons de clinique que l'on peut être à même d'entendre; faute de ces dispositions préliminaires, on est sans secours, on court le risque de se faire une routine ténébreuse, de rester dans l'erreur, et d'être toujours un mauvais praticien.

Dans d'autres cas, il y avait constipation pendant le cours de la maladie ; état soporeux profond, délire phrénétique ; rougeur des yeux ; convulsions épileptiques chez les femmes en couches, ou lors de la présence des vers dans les intestins ; tuméfactions du ventre avec flatulences, ou rétraction de cette cavité ; langue tremblante, noire, et recouverte d'un enduit gras ; l'intérieur de la bouche était rempli de mucosités tenaces et filantes ; tout autant de symptômes qui annonçaient aussi un événement sinistre.

La gêne de la respiration ne diminuant pas après l'usage de la saignée ; l'imminence d'un accouchement ; le délire continuel ; la carphologie ; le défaut de rapport entre le degré de la soif et celui de l'intensité de la fièvre ; le tremblement des membres ; le pouls presque imperceptible, ou intermittent ; le froid des extrémités avec une sueur froide ; la face hippocratique ; une complication avec la variole d'un mauvais caractère, des aphthes, etc. ; étaient également du plus mauvais augure.

Tels étaient les caractères de la maladie. Il ne faut certainement pas de grands efforts, ni beaucoup de sagacité, pour déterminer sa nature et le nom qu'elle doit avoir. Il n'est personne, je crois, qui, à ces symptômes, ne reconnaisse la fièvre bilieuse et ne puisse la distinguer de toute autre maladie. Il est même à peine nécessaire de prouver par le raisonnement une chose si évidente. S'il restait quelques doutes à cet égard, on peut comparer l'histoire de cette épidémie avec celle que *Tissot* a tracée fort exactement et avec beaucoup d'élégance, de la fièvre bilieuse qui régna épidémiquement à Lausanne. On y verra sur quels fondemens cette fièvre, qui est semblable à la nôtre, et par sa cause et par ses phénomènes, doit être désignée sous le nom de *fièvre bilieuse.*

Il est un autre point dont il faut préférablement nous occuper : toutes les maladies décrites ci-dessus étaient-elles de la même nature? avaient-elles, au contraire, des différences qu'il faille noter?

Dans le cours de l'épidémie, ni la durée, ni l'intensité de la maladie, ni d'autres accidens, ne peuvent être considérés comme des différences essentielles; chacun doit le comprendre facilement, puisqu'on sait que les proportions ni les accidens ne changent la nature des choses.

Nous devons nous arrêter à une différence plus importante qui découle de la nature propre de la maladie, qui apprend au médecin s'il faut modifier les données générales du traitement de l'épidémie, ou insister sur leur stricte application (*a*).

(*a*) Avant de parler des variétés que présentait ce second stade de l'épidémie de Tecklenbourg, je crois nécessaire de rappeler ici que M. le professeur *Pinel* le considère comme appartenant à la fièvre bilieuse continue.

Je crois aussi qu'on peut établir certains rapports entre ce second stade de l'épidémie du comté de Tecklenbourg et le troisième degré de l'épidémie de Lausanne, avec cette différence entre eux que celui-ci offre plus d'intensité que celui-là.

Cette différence suffit-elle pour établir que le troisième degré de l'épidémie de Lausanne ne comprend que des cas de fièvre adynamique? ou bien peut-on admettre que la fièvre bilieuse, à un certain degré d'intensité, peut simuler une fièvre adynamique sans avoir néanmoins le caractère propre à cette fièvre?

Avant de prendre aucune conclusion sur ces questions, je crois nécessaire de rapporter d'abord l'histoire du troisième degré de l'épidémie de Lausanne.

Pour mieux le faire connaître, je vais rapporter deux observations : elles contiennent la plupart des symptômes énumérés par *Tissot* dans l'histoire générale de ce troisième degré de l'épidémie.

Dans un cas de fièvre bilieuse peu grave, *Tissot* prescrivit un émético-cathartique et une tisane acidule.

Le troisième jour, lorsqu'il visita de nouveau le malade, les symptômes suivans avaient lieu : délire, gène de la respiration, mouvemens convulsifs, tympanite, pouls très-fréquent, constipation, suppression de l'urine ; on avait négligé l'usage des moyens que *Tissot* avait prescrits, pour donner au malade des jus de viande forte, des gâteaux, du vin généreux, afin d'augmenter ses forces.

Dans cet état désespéré, des lavemens émolliens légèrement laxatifs, répétés à six heures d'intervalle, une boisson de même nature et acide donnée en abondance, des sinapismes à la plante des pieds, amenèrent une nuit plus calme; l'esprit fut moins agité; il y eut trois selles; l'urine devint abondante; on avait quelque espérance. *Tissot* prescrivit de continuer, et s'absenta de nouveau.

Pour réveiller les forces affaiblies, les parens omirent encore l'usage des moyens indiqués, et donnèrent un cordial au malade, qui mourut au septième jour de la maladie.

Son épouse éprouva le même sort, trois jours après, par suite des mêmes écarts.

Chez un autre malade, la fièvre avait fait des progrès si rapides, rapporte *Tissot*, qu'il paraissait sans espoir au troisième jour : le pouls était très-petit; il y avait orthopnée et délire; un émétique apaisa tous ces symptômes en peu de temps.

Les deux premiers cas sont accidentels. *Finke* en rapporte beaucoup, comme nous venons de le voir, qui, comme le troisième, sont arrivés spontanément; j'en ai aussi recueilli plusieurs; je crois même que ceux que j'ai cités suffisent pour rappeler à chacun ce que l'on observe chaque jour, et pour servir d'occasion à quelques réflexions.

L'abus qu'on a déjà fait du mot *fièvre adynamique*, égale presque celui qu'avait occasioné le mot *fièvre putride*. Rien n'est plus familier, dans le langage, que le mot *fièvre adynamique*, et cependant cette fièvre est fort rare. Ce n'est pas elle, mais l'adynamie symptomatique, qui est très-fréquente. Or, ces deux états n'ont presque point de rapport ; chacun d'eux offre un point de vue particulier, et demande un traitement spécial. Celui de l'adynamie essentielle est un, lorsque, au contraire, celui de l'adynamie symptomatique doit être relatif. La première demande impérieusement les toniques ; la seconde cesse par un émétique dans le cas de fièvre bilieuse intense ; par un lavement, des fomentations émollientes, une saignée, selon le cas.

Les fièvres bilieuses surtout donnent lieu à cette adynamie symptomatique ; elles peuvent acquérir accidentellement ou spontanément un degré d'intensité qui simule l'adynamie ; mais on doit être prévenu que cet état est purement symptomatique et non pas essentiel, et qu'il ne demande point un traitement tonique. C'est pour cela que les anciens médecins, qui traitent les prétendues fièvres putrides par les délayans et les purgatifs répétés, ont, dans ces cas, une pratique beaucoup plus heureuse que les jeunes médecins, qui font généralement un abus extrême des toniques. En 1809, j'ai vu à la maison de santé du faubourg S.-Martin, M. *De la Roche* perdre, pour ainsi dire, patience, en voyant tous les malades atteints de fièvre adynamique, succomber sous l'influence d'un traitement tonique. Plus tard, j'ai vu des médecins beaucoup moins éclairés que lui, avoir cependant plus de succès, en traitant les mêmes maladies par les laxatifs et les délayans. Qu'on fasse des ouvertures de cadavres, et l'on verra que ces prétendues fièvres putrides laissent après elles des phlegmasies plus ou moins étendues sur la membrane muqueuse du canal intestinal. Au point où en sont les choses, on ne saurait dire assez que la fièvre adynamique essentielle est fort rare, qu'elle seule demande un traitement tonique; que l'adynamie symptomatique est très-fréquente, et que son traitement doit être relatif.

On a vu, par exemple, dans le premier cas rapporté par *Tissot*, que le délire, la gêne de la respiration, les mouvemens convulsifs, la tympanite, la fréquence extrême du pouls, la constipation, la suppression de l'urine; que tous ces symptômes, dis-je, avaient été apaisés, dans ce cas, par des lavemens émolliens, légèrement laxatifs, et par une boisson délayante. La contre-épreuve de leur efficacité se trouve encore dans les suites fâcheuses qu'ont occasionées les toniques.

Dans le second, on a vu le délire, l'orthopnée, la chute du pouls, cesser après un émétique.

Ces faits étant des exemples du troisième degré de l'épidémie bilieuse de Lausanne, doit-on rapporter la description générale de ce troisième degré à celles des fièvres adynamiques? Quel que soit le culte bien senti que je professe pour la *Nosographie philosophique*, je ne saurais encore partager l'opinion de son auteur à cet égard. Sans doute que la plupart des symptômes de ce troisième stade, n'appartiennent pas essentiellement à la description générale des fièvres bilieuses; car il est certain que, dans la supposition contraire, les descriptions générales offriraient trop de confusion par l'absence de signes distinctifs ou diagnostiques; mais encore est-il nécessaire d'être prévenu de tous les possibles que peut offrir une maladie, sans changer de caractère: c'est ainsi que les fièvres bilieuses, parvenues à un certain degré, offrent la plupart des symptômes de la fièvre adynamique, et que cette adynamie symptomatique doit être appréciée, afin de ne point perdre de vue le caractère de la maladie, et de ne point commettre d'erreur dans le traitement. Il est constant qu'on voit fréquemment la plupart des symptômes adynamiques exister et cesser par l'usage d'un émétique, d'un laxatif, de boissons délayantes, etc. en un mot, par le traitement convenable aux fièvres bilieuses, et qu'en toute occasion de cette nature le traitement tonique est nuisible et souvent funeste; j'ai vu très-fréquemment de ces malades atteints de fièvre bilieuse intense, qui étaient comme rôtis par un traitement tonique et excitant.

Ces deux maladies, la fièvre bilieuse intense et les fièvres adynamiques, ont d'ailleurs des caractères distinctifs qui empêcheront toujours de les confondre : sans parler de leurs causes, dans la fièvre bilieuse qui simule la fièvre adynamique, le malade peut encore se mettre sur son séant sans être aussi étourdi que dans la fièvre adynamique légitime; il peut même assez souvent se lever pour aller à la garde-robe; la sécheresse de la langue et la rousseur disparaissent en général par la boisson; si on racle cet organe, la fuliginosité ne se reproduit pas aussi promptement; la soif est plus vive que dans la fièvre adynamique où elle est assez souvent nulle; la chaleur de la peau est ordinairement modérée dans celle-ci, tandis qu'elle est âcre et mordicante dans celle-là. Ce dernier symptôme est caractéristique des fièvres bilieuses; et lorsqu'il existe, je m'abstiens généralement des toniques.

C'est la ressemblance qu'offrent, dans certains cas, la fièvre bilieuse et la fièvre putride, qui a donné lieu, parmi les anciens, à la question de savoir si la putridité était dans les vaisseaux ou dans les premières voies. Ceux qui soutenaient cette dernière supposition, apportaient en preuve les effets de l'émétique, qui faisait cesser instantanément ces maladies graves. Sans adopter aucune supposition relative au siége de la putridité, je crois pouvoir émettre, d'une manière générale, que toutes les fois qu'une fièvre très-intense cesse immédiatement après un émétique, c'est parce qu'elle appartient à l'ordre des fièvres bilieuses, et non pas à celui des fièvres putrides ou adynamiques; de sorte que des deux thèses qu'on soutenait sur la putridité, l'une convient aux fièvres bilieuses, et l'autre est encore à examiner, relativement aux fièvres putrides.

J'ai lu, dans le temps, cette note à mon ami et collègue le docteur *De Larroque*, qui me communiqua l'observation d'une fièvre inflammatoire qui avait simulé une fièvre adynamique au quatrième jour, et qui avait même fait des progrès sensibles vers la guérison, sous l'influence d'un traitement tonique. Au dixième on pratiqua deux saignées, une le matin, une le soir; la fuliginosité de la langue disparut, ainsi que les autres symptômes adynamiques; le malade entra aussitôt en convalescence, et fut incessamment tout-à-fait rétabli. On peut lire l'histoire détaillée de cette observation dans la *Bibliothèque médicale* (année 1812), où elle est consignée avec des remarques très-judicieuses et fort utiles.

Aujourd'hui seulement (12 octobre 1814) j'ai eu connaissance d'une bonne thèse qui a été soutenue à la Faculté de médecine de Paris, par M. *Goguyer La Prugne*; c'est le docteur *De Larroque* qui s'est empressé de me la communiquer, après l'avoir lue. Cette thèse prouve que la fièvre dite *entéro-mésentérique*, par M. *Petit*, n'est qu'une phlegmasie abdominale; que la fièvre est, dans ce cas, symptomatique de l'affection locale; que le traitement doit être dirigé d'après la maladie elle-même, et non pas d'après les symptômes consécutifs qu'elle peut occasioner.

M. *Goguyer La Prugne* démontre fort bien que la plupart de ces derniers, qui donnent à la maladie une apparence adynamique, ne sont dus qu'à l'intensité spontanée de la maladie, ou bien à celle qu'elle peut acquérir par un traitement mal entendu, notamment par l'usage des toniques, etc.

En reconnaissant, avec un vrai plaisir, le mérite de la thèse de M. *Goguyer La Prugne*, je peux cependant revendiquer la priorité sur lui. Depuis l'année 1809, j'ai eu souvent l'occasion de faire remarquer l'adynamie symptomatique, et voici les circonstances qui m'en ont fourni la première occasion : M. *De La Roche* père, homme très-éclairé, fort zélé auprès des malades, donnait les toniques à des doses très-fortes dans les cas de fièvre adynamique (c'était ainsi qu'il appelait la maladie), et tous les malades qui en étaient atteints, mouraient sous l'influence de ce traitement; c'est au point qu'un jour où je le complimentais sur les succès qu'il avait obtenus dans trois cas de fièvre ataxique, par l'usage du laudanum et des bains, il me répondit, avec un accent mêlé de regrets : *Oui, mais nous perdons toutes nos fièvres adynamiques*. Ce médecin me tenait d'ailleurs si loin de lui, par son maintien, que je n'osai lui répondre que dans tous ces cas de fièvre adynamique, je ne trouvais cependant à l'ouverture des corps, que des phlegmasies de la membrane muqueuse intestinale, comme il devait d'ailleurs l'avoir observé dans le rapport que je lui en faisais, et qu'il était si exact à me demander.

Une circonstance particulière m'a fait perdre un grand nombre des observations que j'avais recueillies; j'ai même perdu les plus intéressantes; elles existent cependant, car j'avais pour habitude de donner à M. *De La Roche* l'état du malade avant son entrée à la maison de santé; de noter ensuite chaque jour, et souvent deux fois, l'état de sa maladie, et de donner copie à M. *De La Roche* du procès-verbal de l'autopsie, lorsque le malade succombait. C'est avec ces idées, que je n'avais pas encore suffisamment analysées, que je suis venu à l'Hôtel-Dieu, où j'ai souvent arrêté l'attention sur la différence d'une fièvre adynamique légitime, avec l'adynamie symptomatique, que présentent certaines maladies.

Voici notamment un fait, que je fis remarquer un jour dans la salle Sainte-Marthe de l'Hôtel-Dieu, à plusieurs élèves qui suivaient cette salle, et dont j'ai donné copie au docteur *Ouvrard*, qui était alors élève interne de l'Hôtel-Dieu, pour qu'il l'insérât dans sa thèse. Je ne lui reprocherai pas d'avoir négligé de me citer, comme il aurait dû le faire, attendu qu'il n'avait pas vu le malade pendant tout son séjour dans ma salle, et qu'il n'avait même pas, je crois, assisté à l'ouverture du corps, que je fis avec mes collègues le docteur *Faure* et le docteur *Bréheret*, qui étaient alors internes à l'Hôtel-Dieu, et qui assistaient assez ordinairement à l'autopsie que je faisais des malades qui étaient décédés dans ma salle, comme j'assistais à celles qu'ils faisaient des malades morts dans la leur.

Voici cette observation : Du 23 février 1811, n° 50 de la salle Sainte-Marthe :

Angélique Jousse, âgée de dix-sept ans, bonne d'enfans, n'avait pas eu la petite-vérole et n'était pas encore réglée ; elle avait joui d'une bonne santé jusqu'à l'âge de sept ans, époque à laquelle elle fut prise en même temps de la rougeole et de la coqueluche ; depuis lors elle était sujette à tousser habituellement pendant l'hiver, mais sans fièvre et sans aucun symptôme qui l'obligeât à cesser ses occupations ; jamais elle n'avait craché du sang ni n'avait éprouvé de douleurs dans la poitrine.

Au mois d'octobre 1810, la toux recommença, sans être d'abord très-forte, ni très-fréquente. L'appétit et le sommeil n'étaient nullement dérangés.

Au mois de janvier 1811, la malade commença à éprouver de la fièvre avec mal de tête, toux plus fréquente et sèche, vomissement spontané quelques heures après le repas, surtout lorsqu'elle se penchait en avant.

Depuis son début, la fièvre revenait tous les soirs à quatre heures, sans frisson, et continuait pendant toute la nuit, avec un état de moiteur à la peau ; le sommeil était d'ailleurs assez bon, et paraissait même provoqué par les sueurs.

A la fin de janvier, frisson instantané vers le matin, et depuis, fièvre continue, avec des frissons passagers ; la chaleur était permanente, tant que la malade restait au lit ; quelques jours plus tard elle se cogna contre le coin d'une table, et la douleur fut si vive, que la malade faillit de se trouver mal ; elle vomit aussitôt son souper. A la suite de cet accident, la toux devint douloureuse.

c'est-à-dire, accompagnée d'une douleur rapportée au bas du sternum; l'expectoration était rare, la fièvre continue, la chaleur intense, le pouls fort et fréquent, quand la malade était dans son lit; et aussitôt qu'elle se levait, elle sentait des frissonnemens passagers; la toux, la douleur de poitrine, devinrent insensiblement plus fréquentes, etc.

Etat actuel de la maladie, le 23 février, jour de son entrée à l'Hôtel-Dieu : I. Toux fréquente, presque sèche, douloureuse; coloration des joues; les yeux vifs; chaleur à la peau; pouls fréquent; respiration fréquente; inspiration douloureuse; la poitrine est assez sonore; on ne peut d'ailleurs guère exercer la percussion sur le sternum, parce que la douleur habituelle que la malade rapporte dans cette partie augmente trop; on ne peut non plus l'exercer sur le dos, parce qu'alors elle éprouve, dans cette région, des douleurs qu'elle n'éprouve pas lorsqu'elle est couchée horizontalement sur le dos.

II. Langue blanchâtre à sa base, rouge à sa pointe et sur ses bords; soif aiguë; inappétence; la malade ne vomit point les boissons; dévoiement abondant; déjections liquides; légère tension du ventre; urine naturelle; nulle douleur de colique; nuls phénomènes utérins.

Le 24, même état (un julep béchique, avec addition d'un gros d'esprit de Mendérerus, chiendent, Rab: édulc.).

Le 28, langue rouge, sèche, offrant des papilles très-prononcées; abdomen tendu, ballonné, légèrement douloureux par la pression; dévoiement, soubresauts, fièvre continue, avec exacerbation le soir (julep béchique, avec addition d'extrait de kina, ʒj; esprit de Mendérerus, ʒj;

lavement de kina camphré ; chiendent, Rab : édulc., *bis*).

Le 3 mars les lèvres et les dents sont fuligineuses ; langue sèche, noirâtre et fendillée ; soif aiguë ; dévoiement involontaire ; pouls roide, à cent dix pulsations par minute ; respiration fréquente, à trente et une ; chaleur sèche ; assoupissement ; pâleur de la face ; accablement général ; décubitus sur le côté droit.

Comme M. *Petit* m'honorait de son amitié, et que j'avais eu souvent occasion de le voir très-accessible aux observations que je pouvais lui soumettre, je lui fis remarquer que notre prétendue fièvre adynamique serait une véritable inflammation. Le traitement tonique fut continué à des doses plus fortes ; on appliqua des vésicatoires et des sinapismes aux jambes, etc. Le 7 mars la face était pâle et décomposée ; la langue un peu rouge et passablement humide ; l'abdomen ballonné, douloureux ; il y avait prostration générale, assoupissement, déjections involontaires ; chaleur sèche et piquante à la peau ; pouls serré, petit et très-fréquent. La mort arriva dans la nuit.

Autopsie cadavérique. I. Le ventre était encore tendu sans être météorisé ; il n'était guère gonflé. L'incision de sa paroi antérieure donna lieu à la sortie d'une quantité assez considérable de gaz ; l'épiploon avait une couleur rouge foncée ; la surface péritonéale de l'intestin grêle était généralement phlogosée, et d'un rouge très-intense, qui approchait même de l'état livide en plusieurs endroits de sa longueur, principalement dans sa portion supérieure, où elle offrait une inflammation de l'étendue de près de deux pouces. On remarquait à la fin de l'iléon deux points gangreneux de neuf à dix lignes de diamètre, que l'on déchirait facilement ; il n'y avait cependant pas perforation de l'intestin ; la surface muqueuse était saine, à l'exception des endroits qui correspondaient directement aux points gangreneux mentionnés, où elle était noire et épaissie. Il y avait en général dans les intestins beaucoup de liquides qui avaient à peu près la couleur et la consistance de la purée de pois secs. Le foie était très-volumineux, vert d'olive à sa surface, et rouge blanchâtre à son intérieur ; il était gras.

II. Dans la poitrine, le poumon du côté gauche était légèrement carnifié et offrait plusieurs indurations de la grosseur d'une noisette. Du côté droit les surfaces contiguës des plèvres avaient contracté de vieilles adhérences ; le poumon était sain et crépitant, sauf à sa partie postérieure, où une portion de son tissu, de la grosseur du poing, offrait un commencement d'homogénéité telle que celle qu'on remarquait généralement du côté gauche. La surface interne de la trachée était généralement rouge, un peu épaissie, surtout à sa partie postérieure. A sa partie supérieure et postérieure, au niveau du cricoïde, à la réunion postérieure, et immédiatement au-dessous des cordes vocales, on voyait une surface blanchâtre qui offrait cinq petits ulcères à fond grisâtre avec carie de la partie correspondante du cricoïde. Le contour de cette surface sur laquelle on remarquait ces petits ulcères était rougeâtre, et l'inflammation se prolongeait aux parties environnantes.

Je fis part de cette ouverture à M. *Petit*, qui en parut fort étonné. A cette époque, mes rapports diminuèrent [illegible]ssivement avec lui par des raisons indépendantes de [illegible]nté. Plus tard, il me parla, pour la première fois, de la fièvre dite *entéro - mésentérique* comme d'une découverte; je me rappelle que je lui répondis, que l'on verrait si ses observations ne pourraient pas être rapportées à ce que l'on savait; et d'après quelques détails qu'il me donna, je finis en lui rappelant le sens de ce passage de la *Nosographie philosophique* : « D'autres espèces » peuvent dépendre de la complication de quelqu'une des » fièvres primitives avec une inflammation locale ou phleg- » masie, et on sait avec quel empressement des observa- » teurs de constitutions nous donnent ces combinaisons » comme de grandes nouveautés : mais comme les phleg- » masies ont été rapportées à la seconde classe, je renvoie » à cette classe l'indication de ces formes compliquées ». (*Nos. phil.* tom. I, p. XXI. 3e éd.)

Depuis lors, j'ai appris la publication du *Traité sur la fièvre entéro-mésentérique,* que je n'ai d'ailleurs pas lu et dont je n'ai d'autre connaissance, que celle que m'a procurée la lecture de la thèse de M. *Goguyer La Prugne*, que je regarde comme un des résultats qui prouvent le mieux la nécessité d'appliquer à l'étude des maladies la méthode de l'analyse.

C'est en lisant des ouvrages de cette nature que je sens mon admiration s'accroître pour l'auteur de la *Nosographie philosophique*. On publie un livre, on annonce une nouvelle maladie; il n'y a pas encore trente ans qu'elle eût été le sujet des controverses les plus ridicules, qui auraient laissé chacun dans son opinion. Désormais un élève bien nourri de la doctrine de M. *Pinel* délibère à lui seul sur un livre nouveau, et sa critique n'est qu'une analyse, dont le résumé donne la mesure exacte de la valeur

On a vu, par les détails dont nous venons de faire l'histoire, que la maladie présentait trois variétés (*a*), qui constituaient autant de classes de malades. Dans la première étaient ceux qui éprouvaient une constipation opiniâtre, qu'il fallait traiter par des moyens propres à relâcher le ventre ; dans la seconde étaient les malades qui avaient un dévoiement continuel, qui nécessitait une méthode de traitement et un régime opposés aux précédens ; enfin la troisième classe était celle qui tenait le milieu entre les deux précédentes, dans laquelle il n'y avait ni constipation ni diarrhée portées à l'extrême, qui était la moins dangereuse et la plus facile à guérir.

Comme ces variétés sont assez évidentes dans

---

de l'ouvrage. M. *Petit* peut-il répondre rien de contradictoire à la thèse de M. *Goguyer La Prugne* ? M. *Pinel* n'avait-il pas jugé, en peu de mots, l'ouvrage de M. *Petit* ?

(*a*) J'ai substitué le mot *variété* de la maladie, au mot *genre* dont se sert l'auteur, attendu que ce dernier mot ne peut, désormais, s'entendre que des caractères communs à plusieurs espèces, et ne doit plus être appliqué aux modifications que peut offrir une même maladie. Je dirai donc, par la suite, la première, la seconde, la troisième variété de la maladie, c'est-à-dire, la maladie avec constipation, avec dévoiement, sans constipation ni dévoiement.

la description que nous avons donnée de l'épidémie, nous allons maintenant approfondir leur cause immédiate, que j'attribue à la diversité de la cause morbifique.

La condition matérielle de la maladie avait sans doute des qualités propres dans la première classe de malades ; elle en avait aussi dans la seconde ; elle devait être mixte dans la troisième.

Dans la première, outre cette matière bilieuse, verdâtre, noire, poisseuse, d'une odeur puante, que l'on remarque dans les fièvres bilieuses et dans les atrabilaires, il y avait aussi ce que le grand *Boërhaave* nomme le *gluten spontané*, c'est-à-dire, une matière pituiteuse, tenace, acrimonieuse, accolée de toutes parts, en grande quantité, sur les parois des intestins ; occasionant des obstructions opiniâtres en bouchant tous les pores, et en excitant des mouvemens spasmodiques. Ces deux matières étant jointes ensemble, on doit être peu étonné d'avoir remarqué des constipations aussi tenaces.

Il est remarquable de voir ainsi deux fluides aussi hétérogènes que la bile et la pituite, s'associer ensemble : il est cependant vrai, dit *Van den Bosch*, que l'on voit ces deux fluides, la bile et le mucus intestinal, nuire de concert (1). Pour de plus amples détails sur ce sujet, on doit consulter son ouvrage et la dissertation célèbre de *Rœderer* et *Vagler*, sur la maladie muqueuse.

Cette matière pituiteuse, que j'ai observée dans certains cas particuliers, manque d'une description spéciale que l'on ne doit pas omettre; elle peut être nommée exactement matière vitrée. Je l'ai observée, pour la première fois, sur un personnage illustre, qui supporta avec un singulier courage deux fièvres bilieuses et trois récidives : comme il rendait chaque jour une grande quantité de matière vitrée, il m'en fit avertir. En réfléchissant sur les moyens à mettre en usage, je cherchais à empêcher que le corps fût privé de mucus intestinal, pour prévenir les grands maux qui eussent pu résulter de son expulsion trop abondante; mais lorsque je vis que cette série de symptômes, qui auparavant menait le malade jusqu'aux portes du tombeau, s'apaisait par l'évacuation de cette matière, je ne crus pas devoir la considérer comme du mucus intestinal naturel.

Cette matière en effet est comme du blanc

(1) *Van den Bosch*, liv. c, p. 257.

d'œuf, ou mieux encore elle est semblable à du suc de gui de chêne ; elle est blanche, transparente, assez élastique, se formant en masses du volume d'un œuf de pigeon, ou même plus grosses ; soluble dans le vinaigre ; projetée par terre, se roulant sur elle-même ; fortement adhérente aux intestins, existant sans la présence des vers, étant la cause de beaucoup de maux dont nous traiterons par la suite ; différant peu de cette matière dont *Tulpius* (1) a décrit les qualités, et dont *Lipsius* a aussi parlé, comme le rapporte *Heurnius* (2).

Cette première variété de la maladie, dont je viens de parler ainsi que de sa cause, donnait lieu fréquemment à des maladies bilieuses anomales ; elle excitait de violentes inflammations dans les poumons et les parties voisines, des pleurésies fausses, des fièvres catarrhales, la toux, l'orthopnée, etc. ; des douleurs arthritiques et plusieurs maux de cette nature, dont je traiterai dans la seconde partie de cet ouvrage. L'enfance et la vieillesse, un tempérament bilieux-mélancolique et phlegmatique, une constitution molle, des alimens crus et

---

(1) Lib. II, cap. 23.

(2) Vid. *Van den Bosch*, p. 256.

trop nourrissans, gras, doux, l'usage habituel des pommes de terre, ainsi que des alimens chauds, disposaient beaucoup à ce genre de maladie qui était de longue durée, ce qui rendait le traitement fort ennuyeux.

Lorsque les malades, dégoûtés par la durée de la maladie, négligeaient les médicamens, ou refusaient ceux qu'on leur offrait, il arrivait souvent qu'elle passait à l'état de fièvre putride, ou que la convalescence n'arrivait qu'après de longs efforts de la nature. Dans le grand nombre de personnes que j'ai vues être atteintes de cette maladie, j'en ai vu mourir un plus grand des suites de sa cause que de la fièvre elle-même (*a*); plusieurs malades se sont rétablis sans les secours de la médecine, en laissant le soin de la guérison à la nature, qui éloigne souvent beaucoup de maux.

La seconde variété de la maladie causait plus de malpropreté que la première ; elle était moins occasionée par la pituite que par une matière âcre et bilieuse, plus fluide, qui avait beaucoup de tendance à la putridité, et qui

(*a*) C'est-à-dire, que la fièvre cessait sans que la cause morbifique eût été expulsée, et qu'alors il survenait des accidens conséentifs. Nous trouverons des détails sur ce sujet dans l'histoire du troisième stade de l'épidémie.

occasionait des diarrhées d'une fort mauvaise nature. La prédominance de ce dernier symptôme aggravait beaucoup la nature de la maladie, que l'on ne devait cependant pas exclure des fièvres bilieuses pour la rapporter aux fièvres putrides. Les vomissemens de bile verte et de cette matière poisseuse dont nous avons parlé, les déjections qui avaient lieu vers le déclin de la maladie après la crudité, ne laissent aucun doute sur sa nature ; ce qui prouve encore qu'elle n'était point une fièvre putride, du moins dès le commencement, si l'on en excepte les cas de femmes en couches, ou de complication vermineuse ; c'est que les forces se soutenaient quoique le pouls fût très-faible. Sans parler de l'absence des exanthèmes de mauvaise nature, cette assertion sera démontrée par l'histoire même du traitement qui convenait à cette maladie, et qui n'est point celui des fièvres putrides ; car les roborans, et surtout l'écorce du Pérou, étaient nuisibles dans cette maladie quand on les donnait trop tôt, ou à trop fortes doses.

Cette seconde variété offrait elle-même des différences : elle prenait quelquefois la forme de la fièvre lipyrique et de la phrénésie, deux maladies très-graves et souvent funestes. Dans d'autres individus, elle était intermittente ;

elle prenait la forme des fièvres catarrhale et scarlatine, de la goutte, de la pleurésie, du choléra, de la colique, et même aussi de la dyssenterie anomale. C'est ainsi qu'avec la dyssenterie qu'on observa dans l'automne de l'année 1779, que *Lindenfrost* et *Taubé* ont décrite, et qui occasionait une grande mortalité dans les lieux circonvoisins, on remarqua, en même temps, des diarrhées d'une fort mauvaise nature qui simulaient exactement la dyssenterie; mais en analysant les faits de plus près, on voyait bientôt que les stries du sang que les malades rendaient dans l'un et l'autre cas, étaient causées, dans les cas de diarrhée, par l'âcreté de la bile, et que la maladie différait d'ailleurs beaucoup de la dyssenterie vraie (*a*).

La durée de cette variété de la maladie présentait quelques différences notables : elle était longue et souvent de nature putride, chez les vieillards, chez ceux qui suivaient un mauvais

---

(*a*) L'auteur aurait dû donner plus de détails sur le diagnostique comparatif de la dyssenterie et de la diarrhée, afin de mieux faire sentir les caractères respectifs de ces deux maladies, et les rapports ou les différences qu'elles peuvent offrir. Dans le cas où son observation était insuffisante, il aurait dû, au moins, indiquer la lacune qu'il laissait en cet endroit. Je n'ai pas assez de faits pour prendre des conclusions sur cette question.

régime. Elle l'était moins dans les circonstances opposées, dans ceux où la nature voyant ce qui était nuisible, l'évacuait au-dehors tout aussitôt. La maladie était fort aiguë et de courte durée chez les hommes cachectiques, comme il conste par l'exemple suivant :

Un homme de quarante ans, adonné aux boissons spiritueuses, assez gras, d'un tempérament phlegmatique, ayant la face bouffie et qui avait la diarrhée depuis quelques semaines, était pris, depuis trois jours, à la suite d'une saignée qu'il avait prescrite de son chef, d'une fièvre semblable à la fièvre ardente lipyrique, lorsque je fus appelé vers le milieu de la nuit. Voici ce que je remarquai : fièvre intense, douleur brûlante au creux de l'estomac, toux continuelle, pouls grand et accéléré, expectoration mêlée de sang; grande anxiété, bruissement par les narines, qui avait lieu depuis le premier jour de la maladie (1), soif ardente, diarrhée continuelle, grands efforts de vomissement, langue sale, déjections abondantes, bilieuses, aqueuses.

(*a*) Ce bruissement que les Latins nomment *stertor*, n'est sans doute autre chose que le bruit causé par le jeu particulier des narines, lorsque la respiration est gênée au point où elle l'était dans le cas actuel.

Le jour suivant, comme le pouls était grand, on fit une petite saignée qui n'eut aucun bon effet. Le sang offrait la croûte inflammatoire, et la partie rouge nageait dans une grande quantité de sérosité.

Vers le soir : délire, pouls faible et mou, nuit agitée.

Le troisième jour (cinquième jour de la maladie), l'urine offrait un sédiment noir en suspension, le pouls était très-grand; les assistans demandaient encore que le malade fût saigné, ce que je désapprouvai. Le soir à l'heure du sommeil, pouls faible, respiration gênée; le délire, la toux, le râlement augmentent; la diarrhée continue (vésicatoires aux jambes, sinapismes à la plante des pieds, lavement émollient); la nuit est agitée.

Le quatrième jour, comme le précédent : on répète le lavement.

Le cinquième jour, le malade ne peut être retenu dans son lit; le délire est furieux.

Le sixième jour : mort.

Pendant tout le cours de la maladie, il ne prit aucune nourriture, et il eut constamment la respiration très-gênée, ce qui m'empêcha de déterminer les vomissemens. Les tempérans acides furent prescrits; le suc de framboises et le sel de *rivière* mêlés avec des eaux analeptiques. J'ai aussi prescrit de legers laxatifs, comme les tamarins, et je l'ai fait d'après l'autorité d'*Hippocrate*, qui a observé que les fièvres lipyriques ne guérissent que lorsqu'il survient un choléra (1) (*a*).

(1) Coac. Prænot. 7.

(*a*) *Finke* ne s'est-il pas écarté, en cette occasion, de sa manière accoutumée d'analyser les détails d'un fait particulier? Le malade dont il parle était adonné aux boissons spiritueuses, assez gras, d'un tempérament phlegmatique, ayant la face bouffie, et atteint du dévoiement depuis quelques semaines.

Cet homme se fait saigner de son chef, et il éprouve aussitôt les symptômes suivans : fièvre intense, douleur brûlante au creux de l'estomac, toux continuelle, pouls grand et accéléré, expectoration mêlée de sang, grande anxiété, bruissement par les narines qui se manifesta immédiatement après la saignée, soif ardente, diarrhée continuelle, grands efforts de vomissement, langue sale, déjections abondantes, bilieuses, aqueuses.

Au quatrième jour on pratique une deuxième saignée; le délire survient le soir; pouls faible et mou; nuit agitée. Depuis lors, tous les symptômes empirent; le délire est furieux au septième jour, et le malade meurt au huitième.

En analysant cette observation pour apprécier la valeur de chaque détail en particulier, on juge facilement que s'il y avait quelques motifs de pratiquer la seconde saignée, il en existait un bien plus grand nombre pour s'en abstenir. D'abord le malade était d'un tempérament phlegmatique et gras, affaibli par l'usage abusif des spiritueux, par une diarrhée qui durait depuis quelques semaines; et enfin

Mais je reviens à mon sujet : chez quelques malades, comme je l'ai déjà dit, la fièvre était de

---

tous les accidens si graves qui avaient lieu, étaient survenus immédiatement après une première saignée que le malade avait fait faire de son propre mouvement.

C'est dans ces circonstances que *Finke* exclut les émétiques en faveur d'une seconde saignée, parce que la respiration était gênée, et qu'il y avait hémoptysie; mais si l'on veut avoir égard aussi aux autres symptômes simultanés, on ne voit pas pourquoi la seconde saignée a été faite, les symptômes suivans ayant lieu : fièvre intense, douleur brûlante au creux de l'estomac, soif aiguë, grands efforts de vomissement, langue sale, diarrhée continuelle, déjections abondantes, bilieuses, aqueuses; surtout lorsque le sujet est gras et lymphatique; lorsque le dévoiement a existé dès le commencement; lorsque la maladie est devenue si grave à la suite d'une première saignée, et lorsque enfin la plupart des symptômes existans sont ceux d'une épidémie dont le caractère est si saillant. Il n'est pas étonnant que la gêne de la respiration, la toux et même l'expectoration mêlée de sang, soient survenues simultanément avec une douleur brûlante au creux de l'estomac, des efforts continuels de vomissement, et autres symptômes de même nature, à un degré aussi intense.

Finke, lui-même, rapporte, plus bas, des exemples de cette nature dans lesquels il a vu un émétique faire cesser des hémoptysies très-abondantes, ayant lieu simultanément avec des fièvres bilieuses, ou simplement avec un embarras gastrique.

Stoll, particulièrement, cite des faits de la même nature

longue durée, et quelquefois alors, j'espérais du temps que *Celse* regarde comme un grand

---

que celui qui donne occasion à ces réflexions ; il fait voir qu'à la fin du printemps et au commencement de l'automne, les phlegmasies locales coïncident fréquemment avec la fièvre bilieuse, et que, dans ces cas, le traitement doit être établi d'après les symptômes prédominans. Certaines observations qu'il rapporte (septième, huitième, neuvième et suiv. de l'année 1777) font voir jusqu'à quel point les émétiques sont utiles dans les fièvres bilieuses compliquées d'hémoptysie, ou plutôt dans l'hémoptysie bilieuse, et combien est nuisible la saignée, ainsi que tous les remèdes qui moderent ou remédient aux autres hémorragies du poumon.

Toutefois, cependant, ces cas ne laissent pas que d'être très difficiles sous plusieurs rapports ; d'abord, parce que la maladie est compliquée et très-grave par elle-même ; en second lieu, par la nécessité de prendre instamment un parti qui ne peut être négatif, mais qui, au contraire, modère ou empire beaucoup l'état de la maladie. Il faut redoubler d'attention et de circonspection dans les cas de cette nature ; avoir présens à l'esprit tous les détails de la maladie dans l'ordre selon lequel ils se sont présentés *;

* Dans l'énumération des symptômes qui ont succédé à la première saignée, *Finke* mentionne d'abord ceux de la poitrine ; mais il paraît qu'il l'a fait à raison seulement de l'importance qu'il leur accordait, et non pas précisément parce qu'ils avaient paru les premiers. Je raisonne dans cette supposition, et si on ne l'admet point, mes réflexions restent d'ailleurs applicables aux cas si fréquens de même nature que celui que je suppose, c'est-à-dire dans lesquels les symptômes d'embarras gastrique précèdent les accidens de la poitrine.

secours dans les maladies, pourvu que la vie se soutienne. Lorsque la fièvre n'était point

---

prendre en considération la nature de la constitution régnante, la saison de l'année, le tempérament du malade, son âge, les maladies antérieures qu'il a éprouvées, le degré de ses forces pendant le cours de la maladie actuelle.

Dans les cas d'hémoptysie, par exemple, si les symptômes gastriques ont débuté, pendant la saison de l'été, chez un individu d'un tempérament bilieux, après des excès de table, et que l'hémoptysie se trouve, pour ainsi dire, comme étrangère à la maladie, au milieu de tous les symptômes coexistans; si le malade n'a aucune disposition originaire, ou acquise à la phthisie pulmonaire, et notamment lorsque les symptômes bilieux ont précédé sensiblement l'hémoptysie; on doit alors avoir égard à l'état des premières voies, prescrire d'abord un émétique, ou un émético-cathartique. Assez ordinairement, les malades qui crachent le plus de sang, n'en expectorent pas une goutte pendant le vomissement ni après cette évacuation; l'hémoptysie ne reparaît pas, ainsi que le prouvent les observations de *Stoll* (Observ. 10e, année 1777). Si, au contraire, on a recours à la saignée, non-seulement les symptômes bilieux deviennent très-graves, mais encore les anxiétés, la difficulté de respirer, auxquelles on cherchait à remédier, augmentent après qu'on a pratiqué cette opération.

Quoi que l'on puisse dire sur l'existence simultanée des symptômes gastriques avec une hémoptysie, et sur la nécessité de considérer, dans certains cas, le crachement de sang comme un symptôme d'affection bilieuse; quelle

combattue par un traitement convenable, elle passait à l'état de fièvre putride, ou encore,

---

que soit la valeur de chaque détail de la maladie, en particulier, et de tous en général; quels que soient les préceptes bien circonstanciés que présentent les avantages de la pratique de *Stoll*, il faut cependant reconnaître qu'il est beaucoup de cas d'hémoptysie simultanée, avec un embarras gastrique, ou une fièvre de cette nature, et dans lesquels le jugement reste en suspens, même après un examen bien attentif. Il est effectivement presque toujours difficile, et quelquefois impossible, de savoir par quel ordre de symptômes la maladie a commencé; s'il arrive qu'on y parvienne, on voit ensuite, le plus souvent, les accidens du côté de la poitrine, quoique consécutifs, devenir cependant de première importance, par les progrès qu'ils ont faits, ou qu'ils sont susceptibles de faire; enfin, les difficultés augmentent encore par les accidens qui résultent, assez ordinairement, du concours réciproque des deux ordres de symptômes que présente la maladie. Il est donc à peine possible d'établir des préceptes généraux de traitement sur des complications de cette nature; les indications à remplir présentent un nombre infini de nuances relatives aux particularités si nombreuses que les faits eux-mêmes peuvent présenter. Toutes les règles qu'on pourrait donner, ne peuvent être heureusement combinées dans leur application, que par ce génie médical qui sait créer des moyens dans les cas imprévus, et qui se développe à mesure que le médecin se familiarise davantage avec les observateurs et avec l'habitude d'observer.

elle se terminait par des engorgemens du bas-ventre, par la phthisie, l'hydropisie. Il est même d'observation, qu'un bien plus grand nombre sont morts plutôt de ses suites que de la maladie elle-même, dans laquelle la liberté du ventre éloignait beaucoup d'autres maux.

Les malades de la troisième classe n'étaient point en danger; car dans celle-ci, comme il n'y avait point excès ni de la matière pituiteuse, ni de la bile âcre, la constipation cédait assez facilement aux moyens employés, ainsi que le dévoiement. Peu de remèdes étaient nécessaires pour combattre la maladie en quelques jours et mettre le malade en sûreté. Mais il est souvent arrivé qu'un traitement opposé au caractère de l'épidémie, a été la source de beaucoup de maladies consécutives.

Cette troisième variété de la maladie offrait également certaines différences, comme la toux, l'angine, la pleurésie vraie ou fausse, une hépatite peu intense.

La langue était aussi recouverte d'un mucus bilieux, ayant une tendance à devenir noir; mais il n'adhérait pas si fortement qu'on ne pût l'enlever en le râclant.

Tels sont les symptômes que j'ai remarqués dans les trois classes de malades, et dans toutes en général. Je parlerai, en son lieu, et plus au long, des maladies bilieuses anomales, dont j'examinerai successivement chaque espèce en particulier.

Troisième Stade de la Maladie épidémique.

J'ai compris dans ce troisième stade de l'épidémie, ce que les auteurs appellent les *suites* des maladies. *Celse* dit qu'une maladie peut être moins grave qu'elle ne l'a été, sans être guérie pour cela, mais exister encore par certaines *suites*; c'est ce que l'on entendra fort bien par les détails dans lesquels nous allons entrer.

Ce sujet demande certainement une attention bien particulière. Il faut d'abord s'attacher à reconnaître les signes qui établissent qu'il reste encore une matière nuisible dans le corps. Dans cette intention, il faut : 1°. chercher à se rappeler quelles sont les circonstances de la maladie qui ont pu faire prévoir qu'elle aurait des suites; 2°. prendre note des symptômes actuellement existans.

Quant à la maladie antérieure, on tire des conséquences de l'absence des phénomènes critiques, de l'omission complète des évacuans, ou de leur administration à des doses insuffisantes; de l'usage des laxatifs donnés à contre-temps, de manière qu'ils n'altèrent point la maladie, mais, au contraire, qu'ils épuisent ce qui reste de forces pour lui résister.

Les suites elles-mêmes de la maladie étaient caractérisées par les symptômes suivans : sentiment de pesanteur, pulsation dans la région du cœur ; tension au-dessous de l'ombilic, semblable à celles que causerait la constriction d'une bande ; douleur rapportée à la région de la vésicule du fiel ; l'appétit ne revenait point, ou était plus fort que dans l'état de santé ; paresse du ventre ; déjections noires tenant fortement au rectum ; nul retour des forces ; maigreur ; petite soif habituelle ; le sommeil était parfois agité. La langue présentait encore assez souvent un signe très-certain quand elle restait sale à sa base, et assez nette dans ses autres parties. Mais lorsque la cause morbifique avait abandonné les premières voies, et qu'elle s'était mêlée aux fluides, ou qu'elle occupait un autre lieu, on observait alors divers symptômes dont l'historique est fort utile, et que nous énumérerons plus bas.

A l'occasion des signes que l'on pouvait tirer de l'inspection de la langue, je remarquerai qu'ils échappaient à ceux qui n'y faisaient pas une assez grande attention, et lorsque le malade ne sortait la langue qu'à moitié. C'était la racine de cet organe qu'il fallait examiner, là où est le trou borgne des anatomistes. On y remarque quelquefois, à la suite des fièvres bilieuses, une matière tenace visqueuse, que l'on ne peut enlever, qui s'étend jusqu'au gosier où elle est cachée. J'ai aussi observé cet état de la langue dans les maladies bilieuses anomales, et sur plusieurs personnes qui revenaient de Hollande, l'automne dernier pendant lequel il y eut beaucoup de fièvres bilieuses. Ces derniers accusaient tous ensemble l'usage prématuré de l'écorce du Pérou, et faisaient regarder comme nécessaire celui des résolutifs et des laxatifs continués pendant long-temps.

Le cas était encore plus fâcheux lorsque, les signes que nous venons d'énumérer n'ayant pas lieu, les malades n'avaient cependant pas été soulagés *selon la raison*, comme dit *Hippocrate*, et que, sans aucun scrupule sur leur état, ils se croyaient guéris, quoiqu'il existât encore des impuretés dans leur corps; les accidens se manifestaient avec le temps, et le mal, pour avoir resté long-temps assoupi, n'en était que plus à craindre.

Une veuve de soixante-neuf ans, qui avait eu plusieurs maladies et dont les forces étaient, pour ainsi dire, anéanties, fut prise, au mois de juin de l'année 1779, de pleurésie bilieuse; elle était à peine convalescente lorsque tout à coup éclata dans la ville un violent incendie qui atteignit sa propre maison. Saisie de terreur panique et de faiblesse, sans aucuns secours et désespérant d'en recevoir parce que la nuit approchait, elle fut enfin sauvée par son fils, au moment où les poutres allaient s'écrouler; elle passa toute la nuit à l'air, et ne fut portée que le lendemain au matin dans une maison voisine, où je fus demandé pour la voir. Je la trouvai assise sur son séant et sans fièvre; mais voyant que la langue était sale, je commençai à regarder comme suspect le bon état de sa santé, et je la prévins de ne pas y trop compter: quelques jours après, j'ouïs dire qu'elle était entièrement rétablie, sans avoir eu depuis aucune déjection bilieuse, et qu'elle ne désirait plus de médicamens. Elle resta ainsi dans cet état de santé apparente, que je craignais néanmoins, jusqu'à la fin du mois de septembre, s'occupant de ses affaires, joyeusement et sans aucune incommodité, quoiqu'elle eût toujours la langue sale. A cette époque, elle fut prise instantanément d'une colique bilieuse, qui se changea en passion iliaque. On essaya divers moyens, mais la malade mourut dans les douleurs, au huitième jour de la maladie.

Voilà les données tirées du cours de la maladie et de l'énumération des signes présens. Passons maintenant à l'examen des effets résultans de la présence même d'un reste de levain bilieux.

D'abord, nous devons faire remarquer la tendance aux récidives, qui est si forte dans cette maladie, qu'elle ne peut l'être davantage dans aucune autre. J'ai déjà fait mention plus haut, d'une femme qui en eut trois ; mais ce n'est pas aussi étonnant que le cas suivant : je connais une dame, douée d'un genre nerveux très-susceptible, et d'une grande finesse d'esprit qui, en trois ans, eut neuf récidives de la première variété de la fièvre bilieuse, et une de la seconde, par sa faute ; c'est-à-dire, par des erreurs journalières commises dans le régime. Certaines rechutes arrivèrent après un si long espace de temps que l'on pouvait douter, quand elles avaient lieu, si c'était vraiment une rechute ou bien une nouvelle maladie (*a*). J'ai vu une fille de la campagne en avoir quatre

---

(*a*) Cette remarque prévient les réflexions contradictoires que l'on pourrait faire sur l'observation de la femme qui mourut d'une passion iliaque quatre mois après la guérison apparente de sa fièvre. Puisque *Finke* trouvait

dans le cours d'un trimestre. On remarquait aussi que les récidives étaient, en quelque façon, assujetties aux saisons de l'année.

Leurs causes occasionelles les plus ordinaires étaient les suivantes :

1°. L'omission des résolutifs et des laxatifs appropriés.

2°. L'usage prématuré des toniques.

3°. L'abus de la viande, celui du lait ou de tout autre aliment très-nourrissant.

4°. Le refroidissement du corps, et les saisons de l'année froides et humides.

5°. Les passions de l'âme, la suppression des menstrues, un air impur, la malpropreté, d'autres maladies, etc. etc.

Quoiqu'il me fût facile de citer des exemples de chaque cas, je me contenterai de rapporter l'histoire d'une personne qui éprouva dix récidives : elle refusait aussi, comme celle dont j'ai parlé un peu plus haut, de s'assujettir à aucune règle de la diététique; elle mangeait de la viande de porc, des alimens gras ou doux qui favorisent encore les maladies bilieuses; elle ne croyait pas devoir se passer de boire du lait; pour tout dire en peu de mots, elle était

---

cela extraordinaire, il n'a dû l'établir que d'après une observation attentive.

de ces malades, dont parle *Celse*, qui croient faire assez lorsqu'ils s'en rapportent aux avis du médecin pour toute autre chose, en se réservant de se nourrir à volonté. Cette mauvaise habitude est commune dans ce pays; on s'y livre trop aux plaisirs de la table.

Cette même femme, dans un autre temps, eut une récidive de la première variété de la maladie, occasionée par l'usage de l'écorce du Pérou à laquelle elle avait trop de croyance, à cause des bons effets qu'elle en avait retirés auparavant; elle n'en eût, au contraire, éprouvé aucun dommage dans le cas de seconde variété de la maladie. Sans rien ajouter, ce que j'ai dit plus haut des différentes variétés de la fièvre bilieuse est suffisamment confirmé par cet exemple. Je ne dirai rien de plus, également, sur les récidives. Nous allons actuellement traiter des maladies qui en proviennent; ce sujet est encore fort étendu, soit par l'importance des parties affectées, soit à cause de la durée de la maladie, soit par rapport à quelques symptômes urgens, soit enfin par la nature même de la cause morbifique.

Tantôt succèdent des fièvres intermittentes, quotidiennes, tierces, quartes rebelles; dans d'autres cas, ce sont des fièvres lentes nerveuses, ou des fièvres lentes pures; ces fièvres existent simples, ou dans un état de complication. J'ai vu, sur un de mes amis, la fièvre quarte avec hydropisie ascite et une toux fort intense, succéder à la fièvre bilieuse : après l'avoir évacuée, je combattis heureusement la maladie par l'usage du kina, et de quelques autres moyens.

La famille des maladies chroniques était encore plus nombreuse, et ne pouvait être que difficilement reconnue.

Quelquefois la cause matérielle de la maladie occupait une seule partie du corps, comme l'estomac, le foie, la rate, le mésentère, les poumons, et en obstruant ces viscères, les altérait profondément ; ce qui disposait à des maladies consécutives, comme la cachexie, l'hydropisie, l'épilepsie, la phthisie, ou la consomption ; on a vu même cette cause se porter souvent au cerveau :

Un homme robuste et adonné aux boissons spiritueuses, avait été pris, vers le milieu de l'année, de la troisième variété de la fièvre bilieuse, qui demandait encore quelques soins. Par la suite, il éprouva divers maux d'estomac, auxquels succédèrent le hoquet et le vomissement ; le pouls était intermittent et irrégulier; enfin, quelques mois après, divers médicamens ayant été prescrits avec et sans mesure le malade commença à éprouver des vertiges, se plaignit d'un grand mal de tête, et mourut tout à coup.

Un enfant de douze ans qui n'avait pas été purgé, chez lequel la fièvre avait cessé depuis quelques jours, ayant pris froid le soir, eut aussitôt une métastase à la tête, qui donna lieu à un état tétanique, pendant lequel le malade avait les yeux fixés sur la lune, à laquelle ses parens, qui n'avaient pas voulu croire auparavant à la gravité de la maladie, adressaient des vœux, lorsqu'ils le virent en convulsion, et tout contrefait d'une manière étonnante. Quelques heures après, cet enfant tomba dans l'abattement et l'immobilité, qui persistèrent pendant quelques jours.

Des vésicatoires furent appliqués sur diverses parties du corps; la maladie n'admettait pas alors d'autre traitement : c'était assez d'irriter et d'ulcérer la peau pour porter au-dehors la matière nuisible. Lorsque enfin les sens et la raison furent recouvrés, je prescrivis d'autres médicamens, mais d'ailleurs cet enfant ne guérit que beaucoup plus tard.

Je vais actuellement parler des cas où le foyer bilieux existant dans tout le corps, était disséminé dans chacun de ses membres et dans tous les fluides; de sorte qu'aucune partie n'en était exempte. Dans ce cas, il pouvait arriver qu'il occasionât des maladies horribles et à peine curables, comme dans l'exemple qui suit :

Une femme qui avait de l'embonpoint et qui ne suivait aucun régime, âgée de quarante-huit ans, ne guérit que difficilement et incomplètement au bout de quelques semaines d'une fièvre bilieuse, parce qu'elle avait les médicamens en horreur. Ayant refusé d'être purgée, elle éprouva des maux affreux et à peine curables, dans le cours d'une année, parce que tous les fluides étaient souillés de cette matière bilieuse. Je vais en rapporter l'histoire :

Tantôt elle avait des pétéchies chroniques; tantôt la peau présentait des vésicules en certains endroits, et dans d'autres des ulcères puans; d'autres fois, la cause morbifique excitait la toux; bientôt après elle se portait à la tête, se fixait sur les yeux, et occasionait des fistules lacrymales; le sommeil était inquiet, troublé par de grandes anxiétés; l'esprit ne trouvait aucun repos; l'appétit était nul, la soif intense, et la malade éprouvait de fréquentes horripilations.

Elle était sujette, et surtout pendant la nuit, à des contractions des pieds; elle sentait dans le ventre une douleur gravative, qui simulait des mouvemens convulsifs, qui fatiguait les organes, et qui était augmentée par des vents; les déjections étaient variables; le plus ordinairement néanmoins il y avait dévoiement d'une matière puante, qui irritait les parties par son acrimonie.

Enfin succéda un état cachectique, qui se termina par une hydropisie annoncée par la diminution de l'urine. La fièvre était sensible; les accidens augmentaient chaque jour du côté de la poitrine; chacun la regardait comme morte.... Elle fut cependant guérie par la méthode de traitement dont nous parlerons plus bas.

De quelques Symptômes en particulier.

J'ai exposé plus haut la raison de plusieurs symptômes, sur lesquels il me paraît inutile de revenir; mais j'ai cru nécessaire de mentionner ici quelques symptômes en particulier, afin de montrer, autant que possible, la différence qu'il y a entre eux et une maladie anomale. Je ne parlerai, en cette occasion, que de ceux qui étaient rares et de ceux qui, à raison de quelques circonstances individuelles, ont offert quelque chose de remarquable dont il n'ait pas été fait mention dans l'histoire que j'ai donnée du second stade de la maladie.

Certains malades, par exemple, sans présenter aucun signe d'inflammation, toussaient et crachaient du sang. *Van den Bosch* cite des cas semblables (1). J'ai vu quelquefois une hémorragie symptomatique avoir lieu par les narines sans être aucunement critique, ce que *Van den Bosch* a encore observé (2).

Je n'ai remarqué des convulsions, ou des syncopes, que chez les femmes en couches, ou lors de la présence des vers dans les intestins. Dans ces cas, il y avait incontinence d'urine ; les femmes hystériques, au contraire, ne pouvaient uriner sans douleur. Je n'ai observé l'aphonie que chez les enfans chez lesquels *Lypsius* a aussi observé ce symptôme ; chez les vieillards, la déglutition était quelquefois gênée, ce qui était d'un mauvais augure. Le hoquet tourmentait les malades, plutôt vers la fin qu'au commencement de la maladie. La toux, la salivation, une angine légère, avaient lieu lorsque les malades négligeaient la purgation ; ceux qui avaient été purgés n'éprouvaient point ces symptômes non plus que le hoquet. L'intermittence du pouls que les médecins de la Chine et du Japon regardent comme un signe certain de la mort prochaine, l'était cependant aussi rarement que les palpita-

(1) L. c. p. 297.
(2) L. c. p. 168.

tions du cœur le sont de la manie (1). Les malades qui devinrent sourds furent sujets à devenir fous. Il s'en faut de beaucoup qu'après de grandes anxiétés dans la région précordiale, j'aie observé une éruption de pustules, quoique *Huxham* regarde ces deux symptômes comme ordinairement joints ensemble. Je n'ai jamais vu non plus survenir, pendant le cours de la fièvre bilieuse, des pustules, soit miliaires, soit pétéchiales, quoique les causes que *De Haën* regarde comme propres à les produire, existassent.

Dans les cas de dévoiement, on voyait du sang pur dans les déjections de quelques malades, ce qui induisait en erreur quelques médecins, qui prenaient alors la maladie pour une dyssenterie. Dans d'autres cas, au contraire, on croyait à l'existence d'une dyssenterie blanche ou purulente, lorsque ce n'était qu'un effort critique, par lequel la nature rejetait une grande quantité de matière pituiteuse. Cela est arrivé à *Lypsius*, comme je l'ai dit plus haut.

De quelques Complications.

La gravité de la maladie épidémique se montrait principalement dans ses complica-

(1) Vid. Cel. *Gruner* in Semiolog.

tions qui ont présenté quelques différences. Lorsqu'en effet, soit d'elle-même, soit par un mauvais régime, la maladie s'éloignait de l'exposé que j'en ai fait précédemment, alors elle demandait toutes sortes d'attentions de la part du médecin. « Dans le traitement de ces maladies, dit *De Haen* (1), le médecin ne doit » pas seulement observer sans cesse, afin de connaître autant que possible les causes et le » siége du mal, afin d'apprécier exactement les » forces et les ressources de la nature, de discerner l'occasion d'agir, de trouver la méthode convenable de traitement; mais il doit » prévoir ce qui doit arriver, pour n'être point » surpris pas des événemens imprévus, et pour » ne pas être plus nuisible que profitable aux » malades, comme à lui-même, par des médications intempestives ».

J'ai déjà prévenu de la nécessité de ne point confondre une maladie compliquée avec une maladie anomale. Cela est néanmoins quelquefois assez difficile, à cause de la similitude qu'il y a entre ces maladies.

Celles appelées *intercurrentes* par *Sydenham*, peuvent éprouver l'influence de la constitution

---

(1) Vid. illust. *Hahnii* Orationem de Medico speculatore, *Lug.-Bat.* 1775.

épidémique, comme le remarque le célèbre *Van Swieten* (1); de manière que la matière bilieuse elle-même douée de certaines modifications, excite la même maladie que celle qui règne épidémiquement, quoiqu'elle ne soit pas bilieuse; mais quant à la maladie anomale et à la maladie compliquée, la différence entre elles peut être rendue sensible par la supposition suivante : si la pleurésie, pendant le cours de notre épidémie, était survenue pendant la durée d'une fièvre bilieuse, c'était alors une maladie compliquée; tandis qu'au contraire elle était une maladie anomale lorsqu'elle avait lieu d'abord, et qu'elle venait d'une cause bilieuse.

Nietzki dit dans une excellente dissertation sur les *fièvres compliquées*, qu'on doit regarder une maladie compliquée comme une maladie toujours très-intense (2). Je pourrais confirmer la rectitude de cette assertion par un grand nombre d'exemples. Mais comme il serait trop long de s'arrêter à chaque complication en particulier, et que ce ne serait pas d'ailleurs très-profitable, je traiterai seulement de celles qui sont le plus dignes de remarque et que les-

(1) Vid. Commentar. tom. V, p. 153.

(2) Halæ, 1753, p. 51.

quelles on doit porter une scrupuleuse attention dans la pratique médicale.

Je place d'abord en premier lieu la grossesse qui, quoiqu'elle ne soit pas elle-même une maladie, devient d'autant plus dangereuse qu'on la néglige davantage. Lorsqu'une maladie se développe pendant la gestation, on rapporte tout indifféremment à l'état de l'utérus. Les femmes qui ont le plus de pénétration, et même aussi les médecins, se trompent souvent à cet égard; je l'ai vu tous les jours pendant la durée de notre épidémie.

Plusieurs femmes dont l'état était le plus supportable, éprouvaient les symptômes du premier stade auxquels se joignaient la dysurie et une constipation opiniâtre; d'autres avaient à craindre l'avortement à cause du vomissement continuel, ou des douleurs des membres et du dos; néanmoins cet accident n'est arrivé que rarement. Le cas était bien plus grave, lorsque la fièvre elle-même commençait à se développer sur la fin de la grossesse, et d'autant plus qu'elle survenait à une époque plus rapprochée du terme de l'accouchement. Lors même qu'elle se développait au moment d'accoucher, on ne pouvait guère concevoir de position plus fâcheuse. Le plus grand nombre mourait alors, quelques heures après la délivrance, dans un état de stupeur et de contraction, ou bien dans les convulsions. Je n'ai pu sauver une femme, accouchée pour la première fois à l'âge de trente six ans, qui avait été prise de la fièvre bilieuse peu avant que d'accoucher, quoique cependant je l'eusse délivrée fort heureusement par le forceps de *Levret*, que nécessitèrent les dimensions du passage et l'absence des douleurs légitimes.

Je devais prédire le même sort à une femme pour laquelle je fus appelé le second jour après que les douleurs avaient commencé. Le bras de l'enfant, encore vivant, était hors du vagin jusqu'à l'humérus, couvert de vésicules noirâtres qui indiquaient la gangrène de la matrice. Déjà, depuis quelque temps avant l'accouchement, cette femme avait éprouvé plusieurs symptômes de fièvre bilieuse, notamment la diarrhée et les autres symptômes qu'éprouva la femme d'Epicrate (1), qui indiquaient assez qu'il y avait diathèse putride. Après avoir introduit ma main dans l'utérus pour reconnaître la position de l'enfant, je l'en retirai, non point teinte de sang, mais d'une humeur noire et fétide qui indiquait bien encore la putridité. Cet état des choses

---

(1) Vid. Hippocrat. de Morbis Vulgaribus. L. 1, Æger V.

me faisant pronostiquer la mort, je refusais mes soins; néanmoins, les instances des parens me déterminèrent à ne point abandonner la malade sans avoir tenté toutes les ressources que je pouvais connaître; je portai d'ailleurs un fâcheux pronostic. Ayant donc introduit la main gauche dans l'utérus, pendant que je soutenais la tête de l'enfant avec la main droite, je fus chercher les pieds pour changer la position de l'enfant en les tirant au dehors. Pendant cette opération que je faisais assez promptement, quoiqu'elle soit difficile, la malade était tellement abattue qu'elle n'éprouva aucune douleur, ce qui était d'un fort mauvais présage; c'est pourquoi je discontinuai, de crainte que la malveillance n'attribuât la mort aux moyens dont j'avais essayé. Mais comme il était déjà nuit et que je ne pouvais m'en retourner chez moi, le mari et la malade aussi, qui avait un peu recouvré ses forces par l'usage d'une potion antiseptique et fortifiante, me pria en grâce de la délivrer quand même elle devrait en mourir; après donc y avoir consenti, je fis l'extraction du cadavre de l'enfant.

Bientôt après survinrent des inquiétudes, des frissons qui confirmèrent le pronostic que j'avais porté sur le sort de la malade, qui mourut le lendemain. Cette occasion me rappela cette sentence d'Hippocrate : lorsque les femmes sont affligées de choléra avant l'accouchement; si elles sont prises de fièvre, elle devient maligne, surtout si elles éprouvent un mal de gorge, ou s'il paraît quelque symptôme fâcheux pendant le cours de la maladie (1). Cet exemple confirme encore cette remarque d'*Ernest Platner* (2), d'après laquelle une gangrène maligne peut avoir lieu sans inflammation.

Après l'accouchement, la fièvre était plus fréquente, mais elle était moins dangereuse : par une méthode convenable de traitement, j'ai guéri toutes les femmes que j'ai soignées dès le commencement. Lorsque, au contraire, on la négligeait, ou qu'on en suivait une mauvaise, les femmes mouraient de la fièvre putride. La fièvre épidémique survenait le premier ou le second jour après l'accouchement, mais le plus souvent au quatrième (3); elle était caractérisée par une forte douleur de

(1) Vid. Coac. Præn. n° 535.

(2) Vid. Supplement V.

(3) Assez souvent, vers le quatrième ou cinquième jour, les phénomènes de l'épidémie passaient à l'état de fièvre aiguë, peut-être à l'occasion de la fièvre de lait. (*Van den Bosch*, l. c. p. 241.)

ventre et par les symptômes du premier stade qui avaient précédé l'accouchement ; les malades éprouvaient une douleur rapportée dans la région inguinale où l'on sentait un tumeur dure qui faisait craindre l'inflammation de l'utérus que l'on appréhendait encore à cause de la suppression des lochies, qui cependant n'avait pas lieu chez toutes les femmes. Par un examen aussi attentif que celui que j'ai pu faire à l'occasion de la maladie de mon épouse, j'ai vu qu'il n'y avait pas, en effet, d'inflammation. En employant la méthode de traitement en usage, on n'a jamais vu la saburre bilieuse exciter des contractions nerveuses dans les intestins; les femmes en couches n'avaient guère besoin d'une autre méthode de traitement que celle que nous indiquerons plus bas ; la saignée et l'usage prématuré du kina faisaient empirer la maladie ; pour tout dire en peu de mots, il fallait, en cette occasion, avoir égard à la maladie régnante, ainsi que *Morton* en avait au génie intermittent ; mais sans aucun doute, j'aurais tué mes malades si je les eusse traités comme *Morton* traitait les siens, c'est-à-dire, avec l'opium et le kina. Lorsque, soit par un traitement mal entendu, soit à cause de la disposition des humeurs, la putridité survenait, les malades couraient les

risques d'une inflammation, ou d'une fièvre putride dont mourait le plus grand nombre.

La fièvre était encore très-fâcheuse chez les nourrices, lorsqu'elle se développait au moment où elles commençaient à se lever, quand elles quittaient le lit trop tôt, ou après des écarts de régime. Dans ces cas, la toux survenait, et la fièvre était sujette à devenir catarrhale.

Pendant le cours de notre épidémie, la fièvre présenta parmi les Juifs une complication vermineuse, accompagnée des symptômes les plus graves, et quelquefois de fièvre putride. Mais comme, sur cet objet, le célèbre *Van den Bosch*, si supérieur par sa doctrine et par son expérience, ne laisse presque rien à désirer, je renvoie à cet auteur qui dit : « que les praticiens les plus attentifs ont dû remarquer que » dans les épidémies bilieuses, la présence des » vers est la complication que l'on rencontre » le plus souvent ». J'ajouterai seulement à cette observation générale, que pendant le cours de notre épidémie, les vers irritaient plus particulièrement l'estomac, et pour cela étaient le plus souvent rejetés par le vomissement qui terminait heureusement la maladie. D'après cette remarque, et dans l'intention de suivre la marche de la nature, j'ai donné plus souvent des vomitifs.

Les symptômes de malignité n'étaient jamais plus fréquens, ainsi que le remarque *de Haën*, que lors de la présence des vers dans les intestins, et alors ils ont souvent donné lieu à la fièvre vraiment putride.

Je ne dois pas omettre une réflexion de *Cælius Aurelianus* qui a été confirmée bien des fois : « Lorsque les vers sont expulsés pendant la » crudité des accès de fièvre, ils annoncent » un grand trouble dans les organes profonds, » surtout lorsqu'ils sont teints de sang ; mais » lorsque leur expulsion a lieu au déclin, elle » annonce la détente ainsi que toute autre ex- » crétion, comme celles des urines, des selles, » etc. ; ils semblent, en effet, être rejetés par » suite même de la détente (1) ».

Après des blessures profondes, et surtout après les plaies de tête, j'ai vu la fièvre bilieuse se manifester quelquefois, quoiqu'elle n'eût aucunement existé avant l'accident ; tantôt elle n'arrêtait guère la suppuration ; d'autres fois elle déterminait un ulcère malin. La fièvre une fois développée, son intensité, ni les vomissemens de bile verte, n'étaient point en rapport

(1) Coelius Aurelianus de Morb. chronicis. L. IV. Cap. VIII.

avec la blessure, qui quelquefois même était guérie lorsque la fièvre durait encore (*a*).

Une femme qui était enceinte de huit mois, ayant fait une chute, avait eu le genou blessé par des ciseaux pointus; la plaie allait en profondeur jusqu'à la rotule; le premier jour, elle négligea son mal; le second, un chirurgien, au lieu de regarder dans la plaie, la couvrit d'un emplâtre; le troisième jour,

(*a*) J'ai vu les choses avoir lieu d'une autre manière: lorsqu'une fièvre, autre que la fièvre traumatique, se développe pendant la suppuration d'une plaie, la sécrétion du pus est constamment altérée dans sa nature. Le plus souvent elle est d'abord diminuée, ou supprimée, et l'on doit craindre une métastase. Lorsque, dans ces cas, il se manifeste une fièvre hectique qui provient d'une faiblesse habituelle, ou acquise par suite de la suppuration, alors la résorption a-t-elle lieu, et entretient-elle la fièvre hectique? ou bien celle-ci dépend-elle de l'abondance même de la suppuration à laquelle ne peut suffire la constitution du malade? Toujours puis-je assurer avoir vu quelquefois, dans les salles de chirurgie, les plaies être compliquées de fièvre bilieuse, et n'avoir jamais observé que la plaie fût guérie avant la fièvre; mais au contraire, que la suppuration était altérée, ou arrêtée dans sa marche, qu'elle reprenait seulement après la cessation de la fièvre. *Finke* ne le dit pas expressément; mais d'après ce que j'ai vu, je suis porté à croire que dans le cas qu'il rapporte, la plaie n'était pas guérie lorsque la mort est survenue.

fièvre aiguë de nature bilieuse, tuméfaction de la plaie et des parties voisines ; le quatrième jour, au lieu de pus, la plaie sécrète de la sanie; le cinquième jour, le délire survient; le sixième jour, fausse-couche au milieu des syncopes; mort au huitième jour.

Maintenant, je vais parler des cas dans lesquels, soit une toux invétérée, ou une autre affection profonde de la poitrine, compliquent la fièvre bilieuse. Lorsque celle-ci survient dans ces circonstances, elle détermine quelquefois, mais non pas constamment, ce que j'ai souvent admiré, ou le tabès, ou la phthisie, à cause de la toux qui est fort incommode. Mais lorsque la fièvre survenait dans un cas de toux bilieuse qui existait depuis long-temps, elle passait alors, assez souvent, à l'état de fièvre putride qui amenait un grand danger. Une jeune fille de vingt ans éprouvait, depuis plusieurs semaines, une toux bilieuse, profonde et sèche; elle en était presque devenue tabide; après un émétique qui fit évacuer en abondance des matières bilieuses, la fièvre putride se déclara aussitôt.

La complication de cette fièvre avec l'érysipèle doit être regardée comme fâcheuse, à cause de la facilité avec laquelle la gangrène survient, ainsi que j'ai eu encore occasion de l'observer dernièrement. Le malade qui m'a présenté cette observation, avait été sujet plusieurs fois auparavant aux érysipèles dont il avait toujours été guéri promptement par l'application de ventouses. Mais, en cette occasion, il négligea ce moyen, quoique je le lui eusse conseillé, pour préférer des saignées répétées, que l'illustre *Zach. Platner* désapprouve (1). Elles affaiblirent tellement ses forces, qu'il ne fut pas étonnant de voir cette maladie compliquée de fièvre bilieuse légère, se terminer par la gangrène, ainsi que l'apprend *Ernest Platner* (2); le mal ne put être guéri par le kina seul; il fallut y joindre les laxatifs et les acides; les moyens externes les plus efficaces furent des scarifications profondes (*a*).

---

(1) Vid. Chirurg. p. 77.

(2) Vid. Supplementum, p. 101.

(*a*) Je n'ai point répété cette observation. J'ai vu, au contraire, très-fréquemment dans les hôpitaux, un érysipèle coïncider avec une affection bilieuse fébrile, ou non fébrile; et jamais je n'ai remarqué que l'inflammation eût, dans ces cas, une tendance naturelle à passer à l'état de gangrène. Cette remarque est même si familière pendant l'été, que chacun peut la répéter fréquemment; d'ailleurs, par l'usage intempestif de la saignée, on

La complication la plus fâcheuse de toutes était celle de la fièvre épidémique avec la variole. Je ne peux me rappeler sans douleur la fièvre, ou plutôt la peste varioleuse qui sévit si cruellement dans notre ville, pendant le printemps de l'année 1779. Au milieu de cette saison, la maladie se répandit d'une manière si générale, qu'elle atteignit même les enfans; la variole se manifesta alors, et cette complication augmenta beaucoup la mortalité. Au second jour de la maladie, les boutons varioleux paraissaient tout à coup, ne s'élevaient guère, disparaissaient bientôt, commençaient à noircir au cinquième jour, après l'éruption, et dès-lors n'observaient plus de type. Le professeur *Nietzki* l'a dit avec raison : « Plus » on voit le type d'une fièvre compliquée s'é- » loigner du type de la fièvre dans son état » de simplicité, plus aussi la différence sera » grande entre ces deux maladies, et l'on aura » beaucoup de peine à reconnaître l'invasion, » l'accroissement, le status et le déclin de la » maladie ». On voyait quelquefois tous les

---

conçoit facilement qu'une inflammation locale peut devenir gangreneuse, comme dans le cas dont *Finke* rapporte l'histoire.

symptômes de la bile se manifester par la bouche, la langue, des vomissemens verdâtres et des déjections noires. Au milieu de ces calamités la poitrine ne se trouvant point compromise, on proposa l'inoculation de la variole : on me consulta pour cela, lorsque j'hésitais encore ; mais comme on me pressait beaucoup, je ne pus résister plus long-temps ; on délibéra donc qu'il fallait d'abord prévenir ou remédier à la fièvre bilieuse, et ensuite inoculer la variole aux enfans après les avoir ainsi disposés. Ces précautions eurent de bons effets : la variole fut bénigne, et les enfans n'en moururent point.

De quelques Cas particuliers.

Toute maladie qui, sans être compliquée, ni anomale, s'éloigne cependant de son ordre naturel, demande aussi des considérations particulières : des cas de cette nature ne manquaient point dans le cours de notre épidémie. C'est ainsi que la durée de la fièvre fut quelquefois si courte, qu'elle se jugeait en vingt-quatre heures ; on l'eût nommée fièvre éphémère sans les vomissemens bilieux spontanés ou la diarrhée salutaire qui se manifestaient (*a*).

(*a*) Le mot *éphémère* lui aurait bien convenu aussi,

La maladie fut bien plus cruelle dans le cas suivant : j'ai vu dans la même maison plusieurs personnes atteintes de cette fièvre, et notamment un enfant de dix ans, auquel il survint à la commissure gauche des lèvres une pustule qui donna lieu à un ulcère d'une si mauvaise nature qu'il devint gangreneux, et rongea, dans l'espace de trois jours, non-seulement l'angle des lèvres, mais tout ce côté de la bouche et les gencives jusqu'aux os, en répandant une odeur des plus fétides ; la mort de l'enfant mit un terme à tant de douleurs qu'il éprouvait. Elle atteignit aussi quatre des malades qui étaient dans la même maison (*a*).

Le cas suivant mérite aussi, je crois, d'être rapporté : j'ai vu un homme atteint de fièvre bilieuse, dont la marche fut très-uniforme dans les premiers jours ; ensuite elle présenta une rémission les jours alternatifs. Le jour de l'exacerbation le malade était dans un état soporeux qui durait plusieurs heures ; il était

---

dans ces sortes de cas, puisque cette épithète n'exprime que la durée de la maladie. Ne pourrait-on pas dire fièvre bilieuse éphémère, comme on dit fièvre inflammatoire éphémère ? etc. etc.

(*a*) *Finke* aurait dû dire quel était le nombre des malades qu'i[illegible] avait dans la même maison. L'histoire de la maladie [illegible] enfant est celle d'une pustule maligne.

dans un assoupissement pareil à celui dont parle *Werlhof* dans ses observations. On eût cru voir une fièvre soporeuse demi-tierce ; il est certain que le malade fut guéri, et qu'il le fut bientôt, par les médicamens convenables aux fièvres bilieuses. Je ne permis l'usage du kina qu'après l'évacuation entière de la matière bilieuse (*a*).

Il arrivait souvent que la fièvre s'éloignait de cet état de bénignité que nous avons décrit en traitant du premier et du second stade de l'épidémie. Quoique bilieuse de sa nature, elle passait souvent à l'état de synoque putride,

(*a*) Sans cesse on retrouve des preuves de la nécessité absolue de partir constamment de l'histoire de la maladie. Qu'aurait fait dans ce cas un médecin qui eût agi sans avoir remonté jusqu'au début de la maladie ? Son traitement eût été infructueux, et peut-être aurait-il cru, par la suite, que le kina est infidèle dans les fièvres ataxiques. L'histoire de la maladie fixe, au contraire, les idées sur son vrai caractère ; elle forme à l'habitude de tenir compte de toutes les circonstances dans lesquelles on prescrit un remède ; et c'est seulement de cette manière que l'expérience s'agrandit à mesure qu'on voit des malades, et qu'au lieu de ce scepticisme dont l'ignorance voile si familièrement ses torts, on se sent épris d'une passion forte pour la médecine dont on sait apprécier la certitude.

soit par des écarts de régime, ou un traitement mal entendu. *Vogel* dit, avec raison, à propos de ces complications, et de celles dont nous avons parlé dans le chapitre précédent : « Les fièvres de cette nature appartiennent évidemment ou aux intermittentes quotidiennes, ou à la synoque putride ; elles ne doivent point être traitées comme des fièvres bilieuses, mais comme des fièvres putrides et malignes ». Ce qu'ajoute cet auteur, que le sens des mots *fièvre bilieuse* est si étendu et si impropre qu'il produit la plus grande confusion, ne peut m'être adressé ; car j'ai observé que la même matière qui, dans son état de simplicité et sans aucune complication, produit une fièvre bilieuse chez les uns, détermine chez d'autres, ainsi qu'on le verra dans la seconde partie de cet ouvrage, des maladies non fébriles, comme la toux, un écoulement de sang et plusieurs affections de ce genre. Je ne rappellerai point que *Tissot* nomme *fièvre bilieuse* celle de Lausanne ; j'en appelle plutôt à la méthode de traitement qui a été convenable. C'est ainsi que dans le cas dont je viens de rapporter l'histoire, j'ai dû ne point prescrire le kina, parce que ce n'était point une fièvre demi-tierce, exquise ou légitime, que *Lommius* considère comme une combinaison de l'intermittente tierce, et de la quotidienne continue.

De la Crise ou des Efforts critiques de la nature.

Livrée à elle-même pendant le cours de cette maladie, la nature détermine rarement une crise parfaite qui, selon *Lomnius*, doit être franche, certaine, exempte de danger et être évidente. Le plus souvent, au contraire, elle laisse des suites qui persistent long-temps après la fièvre : aussi ne doit-on guère attendre de crises spontanées. La nature termine rarement cette maladie par un seul effort : j'avais prescrit l'émétique à un homme qui l'avait en horreur ; aussi ne prit-il que la moitié de la dose prescrite, qui n'excita point le vomissement ; je conseillai de répéter le même moyen le lendemain. Mais qu'arriva-t-il ? Pendant la nuit suivante, le malade rêva qu'il avait pris l'émétique, vomit spontanément à plusieurs reprises, et fut guéri le lendemain matin.

Dans les autres cas, on n'a point vu les malades être soulagés aussi promptement. Les jours indicateurs n'ont même pas dans cette maladie une aussi grande valeur que dans les autres; et je peux aussi attester ce que dit *Baglivi*, « qu'il est souvent inutile dans cette fièvre d'observer les jours critiques, ni de rien présager de leur influence ».

Dans aucune autre maladie je n'ai vu l'urine présenter autant de différences que dans celles dont je parle. Comme je l'ai dit, elles indiquaient ou la durée, ou le danger de la maladie. Il faut cependant en excepter la troisième variété et les cas de complication avec une inflammation qui, pourvu qu'ils ne fussent point troublés dans leur marche, étaient assujettis aux jours critiques, et dans lesquels l'urine déposait un sédiment de bon augure (*a*).

(*a*) *Baglivi*, *Junker*, *Tissot*, *Stoll*, *Finke*, répètent que les fièvres bilieuses n'ont point une marche fixe dont la terminaison arrive à certains jours par des phénomènes critiques déterminés. Cependant dans très-peu de maladies on observe une marche et des terminaisons aussi constantes; dans aucune l'observation n'est plus avancée, et dans aucune même on n'a peut-être des données générales de traitement d'une application aussi étendue.

Sans doute que lorsqu'il existe une surcharge locale des premières voies, il faut d'abord chercher à la détruire; mais ensuite, la maladie n'a-t-elle pas également sa crudité? Pendant cette époque, ne doit-on pas avoir un égard scrupuleux à la marche spontanée de la maladie? Les purgatifs dont on fait usage plus tard ne doivent pas, je crois, être considérés comme des moyens perturbateurs destinés à changer la marche de la nature,

Mais les deux autres variétés, c'est-à-dire les deux premières, se terminaient lentement et par des déjections qui évacuaient, peu à peu, la cause de la maladie.

Si cette remarque mérite considération dans

---

mais seulement comme propres à favoriser la tendance qu'elle affecte, et qui a souvent des effets spontanés.

Tissot principalement insiste sur l'absence des phénomènes critiques dans les fièvres bilieuses; néanmoins, ses préceptes de traitement ne sont point conséquens avec cette assertion; la sagesse et la sagacité avec lesquelles il détermine le choix des moyens et le *temps* de leur application, sont, au contraire, parfaitement en rapport avec la marche propre aux fièvres bilieuses (Febris bilios. Laus., p. 25, 26, 31).

Ce qui, peut-être, a porté *Tissot* à répéter que les fièvres bilieuses n'étaient point susceptibles des solutions spontanées que l'on remarque, à certains jours, dans les fièvres inflammatoires, par exemple, c'est cette idée dominante de putridité qu'il met si souvent en avant, et qui égarerait même le lecteur sur le caractère de l'épidémie, si on ne la mettait de côté pour ne tenir compte que de l'historique de la maladie épidémique.

S'il est vrai que dans le traitement des fièvres bilieuses on va au-devant des phénomènes critiques, c'est parce qu'on est fort avancé dans l'observation de ces maladies, que leur marche et leurs terminaisons propres sont très-connues. Le choix des moyens n'a même été fait qu'après avoir observé que leurs terminaisons spontanées avaient lieu ordinairement par des déjections.

le traitement de ces maladies, on ne doit pas non plus oublier ce précepte d'Hippocrate : au commencement des maladies, il faut voir s'il n'y a rien à faire, mais pendant la crudité le mieux est d'attendre (1).

Les voies d'excrétion étaient variables : le plus souvent elles avaient lieu par le vomissement ou par la diarrhée, quelquefois par des crachats, rarement par des sueurs ou des exanthèmes chroniques, et jamais par une hémorragie.

J'ai vu rarement des métastases. Le cas suivant est cependant fort remarquable : Un enfant de six ans était encore convalescent lorsque sa cuisse droite commença à se tuméfier et à devenir douloureuse ; croyant qu'il allait se former un ulcère dans cette partie, je fis appliquer des cataplasmes chauds, mais sans aucun bon effet ; car, ni la grosseur ni la dureté de la cuisse n'éprouvèrent aucun changement. Je prescrivis alors les résolutifs et les délayans ; et l'urine, non-seulement devint très-abondante, mais encore commença à déposer une matière blanche gélatineuse avec diminution sensible de la tumeur de la cuisse.

---

(1) Hipp. Aphor. II, 29.

Ayant continué les diurétiques et les résolutifs, la douleur disparut ainsi que la tumeur à mesure que l'urine déposait chaque jour.

Je n'ai vu de parotides que deux, ou tout au plus trois fois.

De la Fièvre bilieuse considérée comme salutaire.

On trouvera moins étonnant que la fièvre bilieuse ait pu être salutaire, si l'on se rappelle cette sentence de *Celse* : « La même influence » qui est nuisible aux uns, peut être salutaire » aux autres ».

Qu'y a-t-il de plus délétère que la fièvre bilieuse? Quoi de plus dangereux que ses différentes formes (*a*)? Croirait-on qu'une maladie dont j'ai montré les dangers presque à chaque page, puisse néanmoins être salutaire? La Providence l'a cependant arrêté ainsi, et comme l'a dit *Cicéron* : « Les hommes ne sauraient comprendre combien de grâces et de bienfaits ils ont reçus de Dieu (1) (*b*) ». J'ai vu bien des per-

(*a*) Il est beaucoup de maladies qui sont de leur nature beaucoup plus dangereuses que les fièvres bilieuses.

(1) *Cicero*, de naturâ Deor.

(*b*) Il faut convenir cependant qu'en cette occasion, la proportion du bien et du mal n'est pas à notre avantage.

sonnes être guéries d'obstructions abdominales invétérées, et surtout de mauvaises digestions, à la suite de la fièvre épidémique. Je l'ai particulièrement remarqué chez les vieillards qui sont sujets aux mauvaises digestions par suite du séjour d'une matière visqueuse dans les intestins. J'ai vu une fille de quarante ans qui était asthmatique depuis plusieurs années, et qui fut guérie de cette maladie à la suite de la fièvre bilieuse. J'ai connu encore une autre femme qui, depuis long-temps, était sujette à des affections mélancoliques, dont elle fut guérie après avoir eu la maladie épidémique. Je pourrais citer encore beaucoup d'autres exemples que je passe sous silence.

De la Méthode de Traitement.

Ce que nous avons dit jusqu'à présent de la nature de la maladie doit suffire. Il nous reste à déterminer quelle est la méthode de traitement qui convient; nous le ferons de manière à spécifier le traitement propre à chaque stade et à chaque variété de la maladie.

Je traiterai, en peu de mots, ce qui regarde chaque chapitre, et plutôt en rapportant mes propres observations, qu'en montrant la méthode générale de traitement convenable à la fièvre bilieuse, qui a été suffisamment exposée dans les ouvrages si connus de *Pringle* et de *Tissot*.

Pour parler du traitement, je commencerai par celui du premier stade, ou de cette époque de la maladie qui permet encore d'espérer un prompt retour à la santé. Jusqu'alors la maladie est peu grave ; il suffit d'un régime propre qui exclut les viandes, les jus de viande, le lait et autres alimens de cette nature ; de prescrire des boissons acides, et d'éviter les causes occasionelles. Il était cependant quelquefois nécessaire de joindre quelqu'autre moyen pour modérer la constipation ou le dévoiement ; on y parvenait assez bien dans le premier cas, par l'usage de la crème de tartre, de l'électuaire lénitif d'Édimbourg, d'une mixture saline faite avec le sel de *Glauber* et les tamarins ; dans le second, au moyen de la rhubarbe et du sel ammoniac.

L'immortel *Sanctorius* a parfaitement exprimé ces préceptes dans cet aphorisme : celui qui s'observera soigneusement de manière à n'avoir point de crudités dans le corps, celui-là ne sera jamais malade (1) (*a*).

---

(1) Vid. *Sanctorius*, Static. Sect. III.

(*a*) En supposant que *Sanctorius* considérât toute cause

Le second stade, qui est le plus violent, demande des moyens plus énergiques ; et comme il présente lui-même certaines variétés dont nous avons parlé, il demande aussi un traitement relatif à chacune d'elles. Pour traiter ce second stade, il faut d'abord connaître si le cas appartient à la première, à la seconde ou à la troisième variété, car elles ont non-seulement des indications communes, mais aussi des indications particulières.

Les indications générales sont les suivantes :

1°. Quand la matière bilieuse séjourne dans les premières voies, il faut l'évacuer aussitôt que possible (*a*).

---

de maladie comme une crudité, le sens de cet aphorisme est purement idéal : c'est comme si l'on disait qu'on ne serait jamais malade, s'il n'existait point de cause de maladie. Si, au contraire, *Sanctorius* entendait par crudité les résultats d'une mauvaise digestion, ou toute impureté gastrique, on doit alors regarder son aphorisme comme beaucoup trop général, puisqu'il donne à entendre que toutes les maladies dépendent des crudités abdominales. Il n'est certainement pas nécessaire de faire remarquer qu'il existe une foule d'autres causes dont l'action sur l'économie animale donne lieu à des maladies différentes, et tout-à-fait indépendantes de l'état du canal intestinal.

(*a*) Il ne faut cependant pas toujours agir ainsi dans les épidémies bilieuses. *Tissot* remarque, au contraire,

2°. Ne point donner de médicamens et ne point mettre les humeurs en mouvement pendant la crudité, savoir que les matières crues sont destinées à être évacuées par en bas.

3°. Evacuer les produits de la coction par les voies les plus immédiates.

4°. Prévenir la putridité.

5°. Avoir égard aux complications et aux symptômes.

Je passe aux indications spéciales, parce qu'il n'est pas nécessaire d'exposer plus au long les indications générales, du moins dans ce moment.

La première variété demande deux considérations particulières :

1°. Résoudre par des médicamens incisifs, la matière visqueuse et pituiteuse.

2°. Eviter tout ce qui peut donner encore

---

que le plus souvent on doit d'abord donner des délayans, afin de rendre la matière plus mobile et plus facile à être expulsée. *Stoll* dit également que lorsqu'on se presse trop d'évacuer les malades, on ne retire aucun avantage de l'émétique, tandis qu'il est fort utile après l'emploi des délayans. *Finke* lui-même le fait aussi remarquer plus bas, en parlant de l'usage de l'émétique en général dans les fièvres bilieuses ; d'ailleurs, telle est la manière d'*Hippocrate*.

plus de ténacité aux saletés gastriques, et empêcher leur expulsion.

La seconde offre les indications particulières qui suivent :

1°. Adoucir par des médicamens appropriés la matière acrimonieuse qui cause les spasmes et la diarrhée, et arrêter ce flux jusqu'à l'époque de la coction, ou plutôt jusqu'à ce qu'il y ait des signes de coction.

2°. Évacuer d'ailleurs les produits de la coction, mais en ayant soin de soutenir les forces.

La troisième variété offre à peine des indications autres que les indications générales que nous avons rapportées.

Quant aux indications secondaires, comme il en sera fait mention dans la seconde partie de ce traité, je ne m'en occuperai point présentement, et je passe aux détails des indications spéciales.

La première que présentaient les maladies de la première variété, était de résoudre cette matière visqueuse par excellence : dans cette intention, non-seulement pour déterminer le vomissement, mais aussi en lui attribuant une vertu incisive, j'ai donné la préférence au tartre émetique fractionné selon les âges, et également convenable aux enfans à une dose appropriée, comme je le prouverai plus amplement par la suite. J'ajoute seulement que pour opérer cette résolution, j'ai souvent fait ajouter à d'autres mixtures, quelques gouttes d'une solution de tartre émétique et une once d'eau pure.

Je dois préconiser ici quelques remèdes éminemment résolutifs et digestifs; comme le sel d'absinthe dissous dans le vinaigre ; les mixtures usitées de *Pringle*, dont j'ai fait usage quelquefois ; le sel de *Glauber ;* la poudre digestive de *Tissot* (1) ; le kermès minéral ; la poudre de *Plummer*, et le calomélas loué par *Lyson*. Ces moyens, prescrits avec discernement, joints aux délayans, divisaient merveilleusement la matière visqueuse, et ont produit quelquefois les meilleurs effets dans cette première variété de la maladie. Les derniers de ces moyens doivent d'ailleurs être rangés parmi les remèdes héroïques, du moins quant à leur emploi dans les fièvres. Je n'ai jamais regretté de les avoir joints aux laxatifs à petites doses, depuis deux jusqu'à trois grains, une fois par jour, rarement deux fois; après avoir auparavant fait usage de mixtures salines, ou les avoir employées inutilement. Je les ai prescrits de cette manière dans quelques cas de

(1) Vid. Lib. de Feb. bil. Lausan. pag. 51.

fièvre bilieuse, mais plus souvent dans les maladies dont je traiterai incessamment sous le nom de *Maladies bilieuses anomales*. En les administrant ainsi, *les sucs épais et visqueux sont divisés ; les pores par lesquels ils sont transmis, s'ouvrent de manière à favoriser leur évacuation au-delà de ce que l'on pouvait espérer* (1).

Comme aussi on ne tombe point dans l'erreur dont Hippocrate parle en ces termes : *Ceux qui se hâtent, dès le commencement de la maladie, de résoudre les parties enflammées par les médicamens, n'enlèvent rien de la tension ni du gonflement. Une maladie ne cède point quand elle est dans son état de crudité ; alors les remèdes usent ce qui reste de forces et de parties saines pour leur résister. A mesure que le corps s'affaiblit, la maladie fait des progrès vers la guérison* (2) (*a*).

---

(1) Galen. Lib. de Purgatione. *Parisiis*, 1528.

(2) Hippoc. de Vict. rat. n° 36.

(*a*) Je ne peux m'empêcher de faire sentir la différence qui naît du rapprochement de ces deux passages :

Le premier est une supposition, le second est l'histoire naturelle de ce que l'on peut observer encore chaque jour ; il est immuable comme la nature, parce qu'il n'est que l'histoire de phénomènes sensibles et naturels ; il est immuable comme la science de la médecine à laquelle il

On peut encore rapporter ici ce que dit *Boërhaave* de l'atrabile invétérée : *si l'on purge de suite, dit-il, on expulse les humeurs saines avec facilité, mais les humeurs tenaces et de mauvaise nature restent, et la maladie fait des progrès* (1). Toutes ces sentences sont confirmées par plusieurs exemples dans l'excellente dissertation du célèbre *Brendelius : sur l'usage plus tardif des évacuans dans les fièvres.*

Mais jusques à quand fallait-il continuer l'usage des résolutifs, des tempérans et des délayans, en attendant de faire usage des laxatifs? On se conduisait à cet égard uniquement d'après les signes de la coction, pris surtout de l'état de la langue et de l'urine. Une fois qu'on était arrivé à l'usage des purgatifs, il fallait

---

appartient. On ne sait pas encore comment s'opèrent les excrétions critiques, quelque nombreuses que soient les hypothèses de *Galien* et des galénistes ; et depuis *Hippocrate*, la science est à peu près fixée sur les périodes des maladies. Un contraste bien frappant dans *Galien*, c'est d'être si profondément nourri de la lecture d'*Hippocrate*, de l'imiter si heureusement dans certains cas, et de n'avoir cependant pas senti les avantages naturels de la méthode descriptive jusqu'à l'adopter exclusivement. Quel avantage immense pour la médecine, si le génie de *Galien* n'eût pas été séduit par le prestige des hypothèses !....

(1) Vid. Aphor. 1100.

les répéter d'une manière indéterminée. J'en ai prescrit jusqu'à dix; j'ai même noté dans mon journal des cas où j'avais passé la douzième. Dans l'épidémie de Lausanne, *Tissot* purgeait seulement trois fois, quatre fois tout au plus (1). Quant aux autres remèdes dont je faisais usage, c'était la mixture de tamarins dont j'ai fait mention plus haut, ou bien des poudres de crème de tartre que l'on peut prescrire avec sûreté et sans inconvénient aux enfans.

La rhubarbe, au contraire, le sel de Sedlitz et la manne ne répondaient pas à mon attente; je m'en suis pour cela rarement servi. Le premier moyen, ainsi que le remarque *Forestus*, augmente encore la douleur propre aux fièvres bilieuses (2); les autres n'évacuent que les humeurs saines que l'on met en mouvement avec facilité; ils rendent les viscosités encore plus tenaces, ou du moins ne procurent point l'expulsion de la bile.

Pour agir avec sécurité, on pouvait appliquer, surtout aux déjections alvines, la règle certaine que voici: « Plus un individu montre » de facilité aux évacuations, moins la maladie

---

(1) Loc. cit. p. 33.

(2) *Forestus*, Lib. II, p. 203.

» a chez lui d'intensité (1) ». Dans ces occasions, il faut continuer l'usage des laxatifs, jusqu'à ce que la racine de la langue soit entièrement nette ; quelquefois il est même nécessaire d'étendre ces moyens de manière à relâcher le ventre par épicrase. Le danger peut cependant être si pressant, qu'il faille les supprimer et se hâter de prescrire des remèdes plus actifs. J'ai vu l'omission de cette dernière règle, causer la mort d'une femme âgée qui était encore forte et qui avait assez d'embonpoint. Comme je voyais que les forces ne dureraient pas long-temps, à cause que la malade était déjà alitée depuis trois semaines, si, comme on l'avait fait jusqu'alors, on donnait des remèdes à trop petites doses, je conseillai d'avoir recours à des moyens plus énergiques répétés plus fréquemment. Mais une personne de la famille, qui d'ailleurs était recommandable par son savoir, jeta quelques scrupules sur mon avis, et interposa son jugement pour dire que la faiblesse augmenterait encore davantage par l'usage des purgatifs que par la durée de la maladie. Je laissai donc dire et faire, et la malade mourut peu de temps après (*a*).

(1) *Keil*, Apor. static. p. 18.

(*a*) C'est chose singulière que la confiance de quelques

Je passe maintenant à la seconde indication spéciale de la première variété de la maladie, à laquelle on satisfait en évitant tout ce qui pourrait s'opposer à l'expulsion de la cause morbifique. Il faut donc exclure tous les astringens, ainsi que l'écorce du Pérou, rejetée par *Tissot*, proscrite également dans les fièvres mésentériques par *Baglivi*, qui regarde comme coupable celui qui la prescrit dans ces maladies.

Quoique *Baglivi* ait parlé ainsi à Rome et

---

personnes qui se permettent d'avoir un avis dans les cas où le médecin reste incertain après un examen bien approfondi. La première personne venue pourrait-elle indiquer ce qu'il faut faire dans une maladie qui arrête le médecin le plus exercé ? Tous les assistans, parens ou amis, doivent le savoir : ils restent auprès du malade, lorsque le médecin le leur permet, afin de lui rendre compte de l'exécution de l'ordonnance, et de ce que la maladie a pu offrir de particulier dans l'intervalle d'une visite à l'autre. Sans doute, le médecin doit être affable et donner des consolations ; mais il est un moment dans lequel son maintien doit commander le silence le plus absolu ; car autrement il est sujet à des distractions qui peuvent être nuisibles au malade. La maladie rend l'homme accessible à tous les conseils qui lui promettent la guérison ; mais il est cruel, de la part des assistans, de mésuser, comme ils le font, de cet état momentané de faiblesse morale.

dans l'atmosphère de Rome (1), chez nous aussi aucune autre méthode n'est cependant plus sûre, pour guérir cette fièvre, lorsqu'il existe encore des impuretés dans le corps. Néanmoins, on a souvent à regretter avec *Pline* cette condition malheureuse de l'homme qui le porte, en toutes choses, à mésuser de ce que la nécessité lui avait d'abord fait découvrir (2). En effet, je connais certains médecins de ce pays, et aussi des Provinces-Unies, qui, appelant cette fièvre bilieuse, *fièvre maligne*, prescrivent le kina dès le commencement de la maladie, après un ou deux laxatifs, et le donnent même à fortes doses lorsque les viscères sont encore souillés de matières crues. Ils agissent ainsi quel que soit l'événement; mais les suites fâcheuses de la maladie prouvent assez combien cette méthode est mauvaise. Une grande quantité des habitans de ce pays, qui sont revenus de la Hollande l'automne dernier, éprouve dans ce moment les effets d'un traitement pareil, si contraire à la nature de la maladie. La faculté d'absorber la bile que *Torti* (3) accorde au kina; les éloges que cette écorce a

(1) L. c. p. 15.

(2) Plin. Lib. XXVI, Cap. IX.

(3) *Torti*, Therap. spec. *Francof.* et *Lips.* 1756, p. 32.

reçus de *Bianchi* (1) et de *Cleghoorn* qui, d'après leur expérience, combattirent heureusement une épidémie avec ce remède ; tous ces suffrages semblent autoriser l'usage du kina dans les fièvres bilieuses, mais ainsi que le fait remarquer *Sydenham* : « Dans le cas de » constitution épidémique, il ne faut pas d'a» bord traiter une maladie comme une maladie » essentielle, mais plutôt ainsi que le demande » la maladie régnante pour les symptômes de » laquelle on doit ensuite peu varier dans le » traitement (2) ».

Des circonstances particulières me déterminèrent encore à embrasser l'opinion de *Baglivi* et à ne point m'en détourner. Voici quelques exemples : En l'année 1776, lorsque je ne connaissais pas encore suffisamment le caractère de l'épidémie, je fus demandé pour voir une femme de trente ans, atteinte d'une fièvre bilieuse de la première variété ; c'était le quatrième jour de la maladie. Comme elle avait des envies de vomir, je prescrivis l'émétique qui détermina plusieurs fois le vomissement, et la malade fut soulagée. Les jours suivans je donnai les sels digestifs, et ensuite quelques laxatifs. Jusqu'alors, tout avait bien été ; la

(1) *Bianchi*, Histor. hep. p. cxxi, p. 287.

(2) L. c. Sect. VI, Cap. I, p. 326.

langue était nette; il n'y avait plus d'anxiété; la malade allait chaque jour à la garde-robe. Je donnai une décoction de kina, mêlée avec la teinture de rhubarbe à la dose de quatre cuillerées à bouche en vingt-quatre heures; le même jour la malade fut plus mal et éprouva de nouveau des anxiétés; on continua néanmoins le même remède le jour suivant, attribuant ces accidens, non pas à la matière bilieuse, mais à quelque accident étranger à la maladie; les effets ne répondaient cependant pas à l'espoir qu'on avait, l'appétit qui avait commencé à revenir diminuait peu à peu, le ventre devenait paresseux et les anxiétés faisaient des progrès. Si dans ce moment j'eusse vu la malade, j'aurais fait supprimer le kina dont les parens, au contraire, la gorgèrent; mais j'étais absent : on continua ainsi pendant trois jours; on lui fit même prendre du bouillon fait avec une décoction de pain noir dans de la bière; à peine la malade en eut-elle avalé que les anxiétés augmentèrent; l'on chercha de nouveau à les diminuer par la mixture de kina qui augmenta encore la gravité de la maladie, et la mort arriva au quatrième jour. En apprenant cet événement subit et inattendu, je fus persuadé que j'avais augmenté le nombre des erreurs que les médecins sont sujets à commettre dans la pratique, et dont Van-Dœvern (1) a fait l'histoire. J'appris en même temps à user du kina avec plus de circonspection par la suite; et, seulement, après avoir suffisamment évacué le malade (*a*).

---

(1) Oratio de erroribus medicorum usu non carentibus.

(*a*) Voici un fait qui m'est propre, et que je crois utile de faire connaître : Une dame âgée de cinquante ans, qui jouit habituellement d'une bonne santé, eut, au mois de mars 1813, une fièvre tierce exquise, que l'on peut appeler gastrique. L'apyrexie était complète; seulement la malade était un peu faible après quelques jours de maladie, parce qu'elle outre-passait les avis assez sévères que j'avais donnés sur le régime. L'accès débutait de jour entre autre, le soir, entre dix heures et minuit : frissonnemens et horripilations passagères; sentiment de froid, commençant par le dos, qui s'établit peu à peu, et amène insensiblement un frisson de trois ou quatre heures, avec tremblement des membres. La chaleur et la sueur succèdent l'une après l'autre, et l'accès dure jusqu'au lendemain matin vers dix heures. Pendant la chaleur, amertume de la bouche, soif intense, chaleur mordicante à la peau, point de sommeil. Je prescrivis d'abord, pour tout remède, une limonade légèrement tartarisée, qu'on devait alterner avec de l'eau rougie. J'étais dans l'intention d'observer ainsi la maladie jusqu'après le septième accès, et alors de voir ce qu'il y aurait à faire; j'avais d'ailleurs fait évacuer la malade dès les premiers jours, pour faire cesser les symptômes d'embarras gastrique qui avaient préludé au début des accès. Ceux-ci revenaient chaque deux

Dans d'autres cas, cet essai n'eut point de suites aussi fâcheuses; mais j'ai toujours vu

---

jours; les parens s'en inquiétaient, et leur contenance m'eût déconcerté, si je n'eusse été au courant de la maladie. Néanmoins, voyant que l'apyrexie était complète, je cherchai à couper la fièvre, comme on le dit, et comme le répètent tous les malades : j'ajoutai donc aux boissons délayantes que la malade continua de prendre pendant l'accès, une mixture faite avec une infusion de kina ℥ij dans une décoction de tamarins, à laquelle je fis ajouter un scrupule de nitrate de potasse, pour prendre pendant l'apyrexie. La fièvre devint immédiatement plus intense; pendant la chaleur de l'accès suivant, la langue devint noire, la malade éprouva des anxiétés, tous les symptômes devinrent plus graves; l'accès fut beaucoup plus fort que les précédens. Je supprimai aussitôt le kina, pour continuer les délayans, auxquels j'ajoutai les laxatifs. Le septième accès fut faible, et la malade en eut encore trois autres, qui le furent successivement davantage. Ce fut alors que j'augmentai la dose des purgatifs, et je finis le traitement par une poudre composée de kina et de rhubarbe. Cette dame fut parfaitement guérie, sans éprouver ensuite aucune récidive. En cette occasion, le kina donné pendant le cours de la maladie, a donc augmenté le degré d'intensité des symptômes; il n'est pas douteux qu'ils auraient augmenté encore davantage, et que la maladie aurait pu devenir au moins très-grave et fort dangereuse, si je l'eusse continué, comme je l'ai vu faire si souvent, en pareil cas, par des médecins qui regardaient dès-lors la maladie comme adynamique, et qui mettaient en usage les toniques amers et spiritueux,

les anxiétés être augmentées, de sorte que j'ai été obligé de renoncer au kina pour continuer les digestifs et les laxatifs. Je l'ai observé surtout sur un chirurgien qui, après avoir été purgé, souffrait avec peine qu'on ne lui donnât point du kina, et qui eût été inévitablement aux portes de la mort, s'il en eût pris encore une cuillerée. J'ai répété de plus près la même observation à l'occasion de la maladie de mon épouse, lorsque je n'avais point encore acquis les données nécessaires pour établir le caractère propre à l'épidémie. Elle fut prise de fièvre bilieuse quatre jours après être accouchée d'une fille; après avoir évacué la matière bilieuse autant que je l'avais cru nécessaire, je n'hésitai point, d'après l'autorité de *Morton* et de *Torti*, à donner l'écorce du Pérou mêlée avec la rhubarbe : mon épouse éprouva aussitôt des anxiétés et une grande difficulté de respirer, qui m'obligèrent à suspendre l'usage de ce moyen pour reprendre celui des laxatifs que je continuai encore pendant quelques jours, après lesquels j'essayai de nouveau

---

lorsqu'il aurait fallu calmer seulement les symptômes par les délayans acides et légèrement laxatifs. On ne pourrait dire combien cette erreur est fréquente; elle est répétée par des hommes du plus grand mérite.

l'usage du kina qu'elle supporta facilement, et par lequel elle recouvra incessamment une parfaite santé.

On ne devait pas agir différemment dans les cas de maladies bilieuses anomales, dépendantes également d'un foyer bilieux. J'ai vu souvent des hommes qui n'avaient point de fièvre, mais qui étaient seulement très-faibles à cause de la présence du ferment de la fièvre, et dont le kina ne rétablissait point les forces quoiqu'on le joignît avec la rhubarbe. Il était mieux aussi dans ces cas de préférer les évacuans.

En une occasion, une dame qui n'avait point été purgée, me demanda pourquoi le kina ne la guérirait pas aussi bien qu'elle l'avait été les années précédentes par l'usage de cette écorce. Je lui répondis conséquemment à ce qui précède, et que j'ai observé dans beaucoup d'autres cas dont je n'ai pas parlé.

Dans cette première variété de la maladie, la matière bilieuse doit être considérée comme un ferment qui lèse par sa trop grande quantité, ou qui d'abord, d'une nature en quelque façon homogène, peut acquérir des qualités fort nuisibles.

Une fois qu'elle existe dans l'économie, cette matière ne pouvant servir à la nutrition, ni être évacuée spontanément, les organes ne pouvant non plus supporter sa présence, la maladie se développe et ne peut se terminer que par des évacuations; or, comme le kina n'enlève, ni ne modifie cette cause, j'ai dû dire de ce grand remède qu'il n'avait pas été utile dans les cas dont j'ai fait mention. Au déclin de la fièvre, l'élixir de vitriol, tant célébré par *Zimmermann*, fait avec l'huile de vitriol et l'alkool, fut quelquefois très-utile.

Ce que j'ai dit jusqu'à présent de l'usage du kina ne doit s'entendre que de l'époque où il y a encore des impuretés dans le corps; autrement ce serait avoir mal entendu et s'exposer à des abus contraires à ceux que j'ai signalés. Je n'ai nullement l'intention de diminuer la confiance que l'on doit à un médicament qui sera, dans tous les temps, au rang des choses les plus précieuses.

Par la méthode de traitement dont je viens de faire l'histoire, plus de trois cents malades ont été guéris toutes les fois que la fièvre putride n'est pas survenue; car la transition est facile de la fièvre continente non putride à la continente putride (1), comme le dit *Lomnius*, et comme je l'ai fait remarquer

(1) *Lomnius*, Observ. méd. p. 4.

aussi au chapitre sur les cas particuliers. Mais ce passage à la fièvre putride, si l'on en excepte les cas de complication ou de constitution cacochyme, était le plus souvent causé par les erreurs des malades ou celles du traitement. Quelle influence, en effet, n'ont pas sur cette maladie l'abus de la saignée, celui des laxatifs (1), des spiritueux, ou l'omission des boissons délayantes, des soins de propreté, du renouvellement de l'air?

Je vais actuellement parler du traitement convenable à la seconde variété de la maladie dont nous avons donné les caractères en son lieu, dans laquelle il y a dévoiement, et qui est si opposée à la précédente, qu'en parlant de leur méthode particulière de traitement, je ne peux omettre ces paroles remarquables de *Sydenham :* « Les fièvres continues, dit-il, » diffèrent tellement sous chaque ciel, que » telle méthode, par laquelle on guérissait » pendant le cours d'une année, ne guérit » plus sur son déclin (2) ».

Dans cette variété de la maladie, l'ipéca-

---

(1) On ne saurait dire assez combien les purgatifs donnés intempestivement augmentent l'acrimonie de la bile.

(2) De Morbis epidemicis, Cap. II.

cuanha était préférable au tartre émétique, parce qu'il est moins sujet à relâcher le ventre. Pour cette raison, il fallait aussi s'abstenir des médicamens que nous avons conseillés pour procurer des déjections alvines; il fallait préférer les moyens qui, outre leur propriété résolutive, jouissent encore d'une propriété styptique, et qui pussent résister à la putridité; il fallait bien s'appliquer à prévenir la fièvre putride qui était imminente. Les malades buvaient avec plaisir des mixtures salines comme le sel d'absinthe saturé par le vinaigre, mêlé avec des eaux analeptiques, avec l'esprit de vitriol. Pour suppléer aux moyens qu'il était à propos de suspendre ou de supprimer, on ajoutait, ou même l'on donnait préférablement le sel ammoniac qui produisait de bons effets. Parmi les laxatifs, la décoction de tamarins et celle de rhubarbe occupaient leur place. Ce qui était nuisible dans la première variété de la maladie était utile dans celle-ci, dans laquelle il fallait se hâter de prescrire le kina et la rhubarbe qui ont été fort utiles. Il fallait d'abord les prescrire ensemble, de manière que la vertu purgative l'emportât sur la vertu astringente, et continuer ainsi jusqu'à ce que la langue fût parfaitement nette; alors on pouvait supprimer la rhubarbe et donner le kina à plus fortes doses.

Si les détails historiques de la maladie n'ont pas suffi pour établir une différence essentielle entre les deux premières variétés que j'ai établies, elle doit résulter évidemment de leur méthode spéciale de traitement.

En réfléchissant sur les différentes manières de traiter cette fièvre, on ne pourra guère m'opposer ce qu'il est étonnant que *Freind* ait objecté à *Sydenham*, comme s'il était indifférent de connaître plus ou moins bien les différences des maladies. « Toute distinction » qui devient trop subtile est à peu près inu- » tile, surtout quand elle n'aide pas seulement » les étudians, mais qu'elle les induit plutôt » en erreur ; ils se trompent bien ceux qui, » ayant remarqué quelques différences dans » les maladies, croient que chacune doit être » traitée d'une manière particulière (1) ».

Quant à la troisième variété de la maladie, comme elle était peu intense et d'une nature mixte, à peine demandait-elle une méthode particulière de traitement et de régime. On faisait usage des sels les plus doux qui n'auraient pas suffi, soit dans la première, soit dans

---

(1) Vid. Joh. *Freind*. Commentar. de Feb. *Lond*. 1717.

la seconde variété de la maladie, comme, par exemple, le sel de *Seignette*, la crème de tartre, la pulpe de tamarins et autres de cette nature. Les émétiques furent rarement nécessaires.

Nous avons parlé jusqu'à présent des moyens qui agissent comme médicamens, soit en évacuant, soit en donnant du ton aux intestins; maintenant, nous allons parler du régime, et exposer encore, à cet égard, les résultats de l'expérience.

Il fallait supprimer toute nourriture forte, ou animale, les jus de la plupart des viandes, surtout des viandes grasses; les œufs, le lait, les gâteaux, les alimens huileux, tous ceux qui laissent des matières crues et visqueuses dans le corps, comme le pain noir des Westphaliens, les pommes de terre, les alimens doux qui, selon la remarque de *Milgasck* (1), augmentent la bile, quoiqu'elle soit une espèce de saccharum amer. On doit choisir les alimens de facile digestion; ceux qui sont de nature acide, qui peuvent amollir ou resserrer le ventre selon que la maladie est de la première variété ou de la seconde. On donne la préférence aux jus dans lesquels on a fait

---

(1) Vid. Dissert. de Salibus essent. *C. H. Duisburgi.*

cuire des herbes émollientes qui résistent à la putridité, comme l'oseille, le pourpier, la racine de céleri, le persil, etc. Les jus de viande, rendus plus sains par l'addition du vinaigre, sont encore utiles. Aux plantes potagères que j'ai nommées, doivent être ajoutées les épinards, le beccabunga, l'endive, la laitue et autres de cette espèce; enfin les pommes, les prunes, les cerises préconisées par *Tissot*. Rien n'est aussi plus salutaire que les sucs de consistance épaisse, que l'on prend dans ce pays à l'époque du printemps, et que l'on fait avec des plantes fraîches, telles que les choux nouveaux, du lierre terrestre, de l'oseille, du cerfeuil, de l'urticaire, etc.

La meilleure boisson était de l'eau froide pure, ou bien rendue acide par la crème de tartre, et dont le malade buvait une tasse chaque demi-heure. Il fallait toujours proscrire les boissons chaudes, car elles augmentaient les anxiétés ; c'est ainsi que *Cælius Aurelianus* les interdit de même dans le choléra (1). Le café était moins nuisible que le thé. Il ne fallait jamais accorder du vin pur, mais seulement du vin étendu d'eau.

---

(1) Vide *Cœl. Aurel.* de Morbis acutis. Lib. III, Cap. XXI.

Tous ces objets étant suffisamment exposés dans les auteurs, je ne m'y arrête pas plus long-temps, puisque j'ai encore à traiter de quelques moyens généraux.

A l'égard des émétiques, quelques médecins, *Junker* par exemple, me paraissent trop timides dans leur administration. En suivant cependant la méthode délayante de *Tissot*, on peut les prescrire avec sûreté aux individus de tout âge et de tout sexe, lorsque l'indication est bien établie. Toutes les fois que l'état du malade paraissait le demander, j'en ai fait usage, et il était même nuisible de ne pas prescrire les émétiques aux enfans, aux femmes enceintes, ou en couches, aux hémoptyques, ou à ceux qui l'avaient été précédemment, comme à ceux qui avaient des hernies, et dans toute autre occasion de cette nature. Mon épouse avait eu un vomissement de sang fort considérable quelques mois avant que d'accoucher; cette circonstance ne m'empêcha point de lui faire prendre l'émétique lorsqu'elle fut atteinte de la fièvre bilieuse; car, au contraire, je l'ai soulagée plus promptement par un second émétique.

J'ai vu mourir de la fièvre bilieuse, un homme qui avait une hernie, à cause de laquelle on avait négligé de prescrire l'émétique.

Le temps auquel il fallait l'administrer était variable. Dans le plus grand nombre des malades, c'était par-là qu'il fallait commencer. J'ai vu cependant bien des cas où il eût été dangereux de le prescrire dès le commencement, la matière morbifique étant encore crue. J'ai donné mes soins à une dame, à laquelle je n'ai pas osé le prescrire avant le quatorzième jour de la maladie, à raison de la crudité de la cause morbifique. A cet égard, on doit consulter avec soin ce que *Tissot* a écrit (1).

Je faisais administrer le tartre émétique dissous dans une assez grande quantité d'eau pour que le malade en bût à petits coups répétés jusqu'à ce que le vomissement survînt.

Les émétiques étaient encore plus nécessaires à ceux des habitans de ce pays, qui vivent d'alimens grossiers, dont *Metzgerus* (2) a donné un traité, qu'aux autres habitans qui vivent d'alimens plus légers. *Baglivi*, considérant ces circonstances, dit aussi, avec raison, que les émétiques sont plus utiles aux Allemands qu'aux peuples des autres nations, parce que la saison est, chez eux, presque

(1) Loc. cit. p. 27 et seq.

(2) Loc. cit. p. 20, 21.

habituellement hiémale, et aussi parce qu'ils mangent trop (1).

Il arrive néanmoins quelquefois qu'il n'est pas prudent de prescrire les émétiques, à cause d'une très-grande faiblesse, ou pour toute autre raison, comme, par exemple, une inflammation. Dans ces cas, j'ai fait usage à la dose d'un scrupule d'une poudre préparée avec une once de crème de tartre et un grain de tartre émétique, par laquelle j'ai facilité les dispositions au vomissement sans augmenter la faiblesse, comme on le verra plus bas par quelques exemples.

Quant à la saignée que *Pringle* indique et que *Tissot* désapprouve, je vais donner ici mon opinion telle qu'elle est; je ne parlerai d'ailleurs que d'après mon observation.

Je l'ai vu pratiquer plus de cent fois par des chirurgiens toujours empressés de saigner. Je le dis avec candeur : si elle a été utile une fois, elle a été certainement nuisible dans dix autres cas. Son effet le plus ordinaire et le moins fâcheux, était de prolonger la durée de la maladie, aussi bien dans le cas de pleurésie bilieuse anomale que dans la fièvre bilieuse elle-même. C'est aussi ce que confirment

(1) *Baglivi*, Prax. med. p. 156.

les essais de plusieurs grands médecins, et notamment de *Baglivi* (1). Dans la pleurésie bilieuse la plus intense, il suffisait d'une saignée de dix onces pour rendre le pouls mou, petit et débile. Si l'on saignait encore, on ne diminuait plus la maladie, mais seulement les forces du malade, comme je l'ai encore observé récemment sur une personne avec laquelle je suis lié. Elle fut saignée une seconde fois en mon absence et sans mon avis; la douleur de côté disparut, mais la difficulté de respirer augmenta au point que le malade était couvert de sueurs froides, et ne pouvait plus respirer qu'avec efforts. Il fut sauvé de ces accidens par les digestifs et les laxatifs.

La saignée avait surtout de mauvais effets lorsqu'on la pratiquait sans qu'il y eût inflammation de quelque partie. J'ai vu cinq malades dans une même maison, dont quatre moururent de la fièvre bilieuse dans l'espace d'un mois, et qu'on avait traités par la saignée et les spiritueux. Le cinquième seulement, qui remédia aussitôt à la maladie et qui ne voulut pas être saigné, fut guéri.

On doit donc bien limiter les louanges que *Sydenham* donne à la saignée, dans les cas de maladies dépendantes de la constitution

---

(1) Loc. cit. p. 46 et seq.

atmosphérique (1) ; on doit plutôt imiter *Forestus* qui, d'après *Avicenne*, n'admet point la saignée dans le traitement de la fièvre ardente bilieuse, *à moins que l'urine ne soit rouge et épaisse* (2), ce qu'il appuie d'ailleurs de beaucoup d'exemples. *Baglivi* ne pense même pas que la saignée soit indiquée toutes les fois que l'urine est rouge. La saignée, dit-il, ne doit pas être pratiquée parce que l'urine est rouge, car après la saignée, les sels sont encore plus abondans et la mort arrive (3).

Les malades, malgré des suites aussi fâcheuses, désirent néanmoins toujours d'être saignés, et donnent pour ainsi dire des louanges à ces chirurgiens qui suivent à la lettre cette maxime ridicule : *Saignez toujours.... c'est une selle à tous chevaux dans notre profession.* Je ne peux concevoir d'autre motif de cet usage que celui de diminuer les anxiétés. Il s'en faut cependant de beaucoup qu'il en arrive ainsi ; car, au contraire, elles augmentent de plus en plus, et ne peuvent être calmées que par des lavemens. On peut même attendre de bons effets de ce genre de remèdes dans toutes les fièvres mésentériques. Dans la première variété

(1) Epist. responsor. p. 195.

(2) *Forest.* Lib. II, p. 205.

(3) *Bagliv.* loc. cit. p. 47.

de la maladie, on doit administrer aussi des médicamens qui soient doués d'une vertu résolutive, comme le sel ammoniac, ou le vinaigre étendu d'eau chaude.

Des frictions sèches, faites mollement sur le ventre avec la main, étaient aussi quelquefois utiles pour résoudre la matière visqueuse et procurer son évacuation. Il y a dix-huit mois, j'indiquai ce moyen à une femme qui était malade de la fièvre, et qui ne put aller à la selle qu'au moyen de frictions qu'elle répétait chaque jour après avoir négligé tous les autres moyens que la raison pouvait indiquer.

J'ai fait appliquer assez souvent des vésicatoires dans la seconde variété de la maladie, et dans la première aussi, lorsqu'il y avait complication de phlegmasie. Le célèbre *Stoll* les a aussi utilement employés dans des cas de rhumatisme bilieux que je n'ai guère observé dans le cours de notre épidémie.

Les sinapismes appliqués à la plante des pieds, ont souvent produit de très-bons effets en débarrassant la tête : pour cela, des lotions d'oxycrat suffisaient quelquefois.

Il nous reste encore a parler des acides et de leur choix. Dans la première variété de la maladie, il fallait mettre en usage des acides végétaux, et surtout le vinaigre dont *Pline* dit que ce défaut du vin le transforme en médicament. Dans les maladies qui appartenaient à la seconde variété et dans les cas de putridité, c'était des acides plus forts qu'il fallait faire usage ; on devait préférer les acides minéraux étendus d'eau.

Enfin, j'ai souvent approché des malades inquiets dont l'esprit était frappé, en regrettant avec *Gaubius* qu'il ne fût pas donné à l'homme de changer ses idées selon que la nécessité l'exige, et de ne pouvoir toujours trouver dans la pharmacie un moyen certain de soulager les malades de l'esprit (1).

Ces préceptes généraux de traitement appartiennent aux maladies bilieuses anomales comme aux fièvres bilieuses régulières ; aussi m'abstiendrai-je d'y revenir par la suite.

Le troisième stade de l'épidémie demandait une méthode de traitement variable et accommodée aux diverses maladies qui pouvaient naître des restes du foyer bilieux. En général, pour combattre ceux-ci, il fallait mettre en usage les digestifs, les résolutifs salins ; quelquefois le calomel, et enfin les laxatifs. Il fallait supprimer la viande et

---

(1) Vid. *Gaubii*, Sermo II, de Regimine mentis, quod Medicorum est, p. 79.

choisir les alimens que nous avons recommandés plus haut.

Le même traitement qui convient à la maladie primitive est applicable à ses récidives. Les autres maladies qui en proviennent ont toutes une première indication par laquelle on cherche à expulser les restes du foyer bilieux ; mais on les traite ensuite chacune en particulier, d'une manière relative à leur nature. Je ne parlerai pas de ces maladies ; je m'en tiens à ce que j'ai dit du traitement des restes invétérés à l'occasion des exemples que je vais rapporter. Pour de plus amples détails, on peut consulter *Tissot*.

Voici d'abord de quelle manière fut guérie cette même personne dont j'ai précédemment raconté l'histoire ; elle avait éprouvé, pendant plus d'un an, les suites de la maladie, et j'avais employé déjà une méthode variable de traitement, mais sans aucun bon effet. En réfléchissant mieux sur la cause des symptômes qu'éprouvait la malade, je supposai qu'il y avait non-seulement dans les intestins, mais aussi dans les vaisseaux sanguins et dans les glandes mésentériques, une matière visqueuse et tenace qui empêchait la guérison, et dont je devais tenter la résolution et l'évacuation. Dans ce dessein, je pensai que rien ne convenait mieux que le calomel joint à un laxatif. Je fis donc préparer des poudres de calomel gr. iij, de scammonée souffrée gr. viij, que la malade prenait le matin. La première dose fit vomir une grande quantité de matière bilieuse mêlée à du mucus fort tenace. Une seconde dose fit vomir, le lendemain matin, une matière pituiteuse en plus grande quantité. Voyant que la malade en avait retiré bien du soulagement, je lui conseillai de continuer. La troisième dose ne détermina pas le vomissement, mais elle procura des déjections bilieuses d'une fétidité insupportable et de toutes les couleurs. En continuant ainsi pendant quelques jours, la malade s'en trouva bien. Comme la tuméfaction du ventre ne diminuait pas, et que l'urine était encore fort rare, je donnai l'esprit de *Mendérerus*, qui facilita l'excrétion urinaire. Mais à cause de la toux, qui était pressante, je fis préparer des bols composés avec l'extrait de taraxacum, la gomme ammoniaque, le suc épaissi de réglisse, et enfin le soufre doré d'antimoine du troisième précipité. La cure fut terminée par l'usage d'un vin médicinal eccoprotique et fortifiant; et pour éviter que la maladie recommençât, je fis établir un exutoire.

La malade ainsi rétablie, jouit d'une bonne

santé pendant un an. Mais comme elle restait toujours assise et ne prenait point l'air de la campagne, ainsi que je le lui avais prescrit, ses forces diminuèrent, le ventre commença à se tuméfier et à présenter des symptômes de tympanite; l'urine diminua encore, et la malade passa ainsi plusieurs semaines sans secours, parce qu'elle avait pris les médicamens en horreur. Enfin, par les instances de son mari, elle consentit à prendre quelques remèdes en pilules. J'en fis donc préparer comme il suit :

Poudre de Plummer . . . . gr. xij.
Extr. de taraxacum . . . . ℈iij.
Gom. ammoniaque. . . . . ℈ij.
Poudre de scille . . . . ℈ß.

pour des pilules de trois grains que je prescrivis à la malade, au nombre de trois, quatre fois par jour; elles lui firent du bien. Après les avoir continuées pendant quelque temps, l'urine commença à couler sans obstacles et à déposer un épais sédiment; aujourd'hui, la malade jouit d'une santé aussi parfaite qu'elle peut être. Il me reste à dire qu'en cette occasion, j'ai donné, de temps en temps, la crème de tartre qui paraissait agir comme diurétique.

Voici l'histoire d'une autre malade : une

femme, âgée de cinquante-trois ans, qui éprouvait depuis plusieurs années des affections hypocondriaques et hystériques, fut prise, en 1778, de la troisième variété de la fièvre bilieuse. A cause de la légèreté de la maladie, et parce que la fièvre disparut bientôt, la malade croyait à peine qu'il fût nécessaire d'être purgée, ou du moins ne voulut pas l'être pour prévenir ses suites. Elle laissait donc dans son corps une cause capable de produire une nouvelle maladie, qu'elle eût dû craindre d'après divers symptômes qu'elle éprouvait; voici quels étaient ces symptômes : douleur au côté droit; langue âpre; tintemens d'oreilles; vomissemens répétés; veilles, soif intense, dévoiement, douleurs de colique, etc. (1) : certainement la présence de la bile s'annonçait par beaucoup de symptômes. On les considérait comme symptomatiques de l'affection hypocondriaque, ou de l'affection hystérique. La malade vécut dans cet état jusques en 1779 ; à cette époque, non-seulement les symptômes augmentèrent d'intensité, mais encore il en survint de plus mauvais; chaque jour la malade vomissait des matières vertes, noires, qui rongeaient

(1) Vid. Schol. Salertritana. *Venet.* 1619, p. 221.

les dents et les gencives, et qui excitaient une grande soif. Elle rendait par la bouche une grande quantité d'eau aussitôt après le repas; elle n'avait aucun appétit, et les alimens irritaient l'estomac; elle éprouvait dans les membres de vives douleurs qui augmentaient pendant la nuit, et qui l'empêchaient de dormir. Alors, surtout, elle se plaignait de la tête, éprouvait de la fièvre, et à ces symptômes se joignaient l'enrouement, la toux, la difficulté de respirer, la diminution de l'urine, l'œdème des pieds, etc. Dans cet état de malheur et de faiblesse, on s'imagine bien que la malade invoqua les secours de la médecine.

A cause de la débilité qui existait, je n'osais prescrire l'émétique, qui d'ailleurs ne paraissait pas pouvoir éliminer les matières encore crues qu'il y avait dans le corps. Néanmoins, les vomissemens spontanés qui avaient lieu chaque jour indiquaient l'usage de ce moyen; c'est pourquoi je donnai ce mélange de crème de tartre ℥ j et d'émétique gr. j, dont j'ai loué plus haut les vertus; j'en fis prendre à la malade deux ou trois cuillerées par jour, pour résoudre et pour évacuer la matière morbifique. Je suivais ainsi la méthode d'*Hippocrate* dans le traitement des ma ladies cholériques (1), sans être arrêté par un précepte opposé que *Cœlius Aurelianus* a émis par la suite, et d'après lequel il est aussi contraire de donner des vomitifs dans ces cas, que de saigner les malades qui se meurent par suite d'une hémorragie ou de sueurs abondantes (2).

La malade eut à peine fait usage pendant quelques jours de ce remède, que les vomissemens quotidiens augmentèrent avec un soulagement sensible dans la maladie; mais comme je soupçonnais que la cause n'était pas entièrement enlevée, j'insistai sur la continuation du même médicament. Quoique la malade se rendît difficilement à mon avis, elle le continua néanmoins de la même manière, jusqu'au quatorzième jour, sans qu'il procurât encore le vomissement. Elle rendit cependant, dans cet intervalle, par haut et par bas, une grande quantité de matière bilieuse, muqueuse et même noire, ce qui la soulagea beaucoup.

Comme l'expulsion de la matière morbifique avait lieu sans efforts, je n'avais pas à craindre que l'hydropisie ou toute autre maladie survînt après le dévoiement, comme le craint

(1) Hippocrates de Morbis.

(2) Vid. *Cœl. Aurel.* M. A. Lib. III, Cap. XX.

Arœtée lorsqu'il dit qu'après des évacuations subites et abondantes, et dans certains cas extrêmes, les forces étant quelquefois prostrées, ainsi qu'il arrive dans une hémorragie, les malades meurent (1).

Mais je reviens à la malade qui était donc bien soulagée ; la toux était moins excitée, le son de voix plus fort, la respiration meilleure; l'appétit revenait, la soif était moins forte; alors je donnai des pilules avec l'extrait de taraxacum et autres résolutifs amers que la malade prenait chaque jour avec une décoction de kina. Je fis appliquer des bandages compressifs sur les pieds, et aussitôt que la saison le permit la malade fut aux eaux. A la fin de juin elle était entièrement rétablie, et alors je fis établir un exutoire au pied.

Pendant tout le traitement, la malade vécut d'une nourriture fort légère, et ne prit d'autres alimens que des plantes potagères de nature acide; d'un moment à l'autre, pendant le jour, elle faisait un peu d'exercice à la promenade. Cette observation ressemble trop à une autre dont *Hippocrate* rapporte l'histoire, pour que je puisse omettre ici de rapprocher

---

(1) *Arœteus Cappad.* Lib. I, de diuturnis affectionibus, Cap. XXIII.

ces deux maladies. Voici comment le père de la médecine raconte celle qu'il a observée :

Un homme blond et maigre, dont les yeux étaient cernés d'un cercle livide, qui avait la peau maigre et qui était faible, devenait chaque jour plus malade. Il vomissait en tout temps deux tasses de matière..... Il vomissait encore fréquemment sa nourriture, mêlée avec de la pituite et de la bile ; après le vomissement, il souffrait de tout le corps ; quelquefois aussi avant que de vomir, il éprouvait de la fièvre et des frissons légers, et vomissait particulièrement les matières douces et huileuses.

Voici le traitement : il fallut purger le malade par haut et par bas, et ensuite lui faire prendre le lait d'ânesse, le nourrir d'alimens légers et froids, de poissons de rivages et de nature cartilagineuse ; de poirées, de citrouilles, de viandes hachées ; je lui fis boire du vin blanc étendu d'eau ; je lui recommandai l'exercice et la promenade, en ayant soin qu'il évitât le soleil et les lotions chaudes (1).

Sans doute que ce que j'ai dit sur le traitement des trois stades de la maladie est encore insuffisant. Je ne dirai cependant pas

(1) Vid. Hippocrat. de Morbis.

quelles modifications demandaient certains symptômes, certaines complications ou même les suites de la maladie provenant de faiblesse. Outre que ce sujet demanderait trop de détails, et qu'il nous éloignerait de notre but, il serait encore superflu. D'après l'histoire de la maladie principale, on doit facilement prévoir quelles modifications demandait le traitement selon certains symptômes ou certaines complications. Ces modifications ont été à peu près indiquées pour les cas de complications avec la variole, les vers intestinaux, l'accouchement. On doit d'ailleurs s'attendre à toute espèce de complication; et si, comme je l'ai souvent observé, la complication putride survient, il faut passer à la méthode antiseptique, c'est-à-dire, à l'usage du kina, du camphre, des acides minéraux et des vésicatoires.

Quant à ce qui regarde les symptômes, je rappellerai ce que dit *Tissot* : ceux qui paraissent d'abord étrangers au génie de la maladie, ont cependant la même origine que les autres, et sont heureusement guéris par la continuation du remède principal (1).

Je finis cet article en rappelant ces paroles

---

(1) *Tissot*, loc. c. p. 91.

de *Baglivi*. « On doit surtout remarquer que » dans le traitement d'aucun autre genre de » maladie, il ne faut autant de patience et » d'expectation que dans celui des fièvres mé- » sentériques (1) ». Lorsque en effet le corps est plein d'une matière impure que l'on peut à peine rendre mobile, la nature ne peut se débarrasser de ce poids si elle n'est suffisamment excitée, ainsi qu'on le verra au sujet des maladies bilieuses anomales, et comme l'apprend aussi la statique de *Sanctorius* dans laquelle on lit que pour le retour de la santé on doit d'abord éliminer la cause morbifique (2).

(1) L. c. Lib. I, p. 53.

(2) Sect. I, n° 81.

SECONDE PARTIE.

DES MALADIES BILIEUSES ANOMALES.

DES MALADIES BILIEUSES ANOMALES EN GÉNÉRAL.

Nous avons traité jusqu'à présent des principales circonstances de la fièvre bilieuse épidémique, et de celles de son traitement; nous allons maintenant parler de ses anomalies qui servent de texte à l'ouvrage, et qui tiennent si étroitement à la description que nous avons donnée de l'épidémie qu'elles n'ont d'importance qu'en cela, si toutefois elles en ont, et qu'elles n'en diffèrent souvent que par certaines déterminations. On ne peut d'abord saisir tous les rapports qui existent entre les objets; mais il n'y a point dans la nature autant d'anomalies que nous croyons en remarquer; la plupart indiquent seulement la portée de notre esprit. Par la connaissance des détails dans lesquels je vais entrer, chacune éprouvera de l'étonnement à la vue de tant de rapports que je démontrerai ; mais le médecin physiologiste, le médecin qui connaît les lois et les propriétés de la nature de l'homme, concevra facilement pourquoi telle cause se porte sur tel organe, et l'affecte plus particulièrement que tel autre. Il ne verra point les anomalies des maladies se multiplier à l'infini, comme il arrive quand on n'en juge que d'après les apparences.

Les objets doivent être considérés sous tous leurs rapports; cette nécessité est surtout plus sensible en médecine, comme le remarque *Verulamius*. Le médecin doit envisager un sujet sous toutes ses formes, dans toutes ses circonstances, et le considérer comme encore inconnu, tant qu'il ne le connaît qu'en général (*a*). C'est pour cela que j'ai cru nécessaire

(*a*) On pourrait, en cet endroit, reprendre l'auteur, pour faire remarquer que l'on ne peut connaître un objet d'une manière générale sans l'avoir d'abord considéré dans toutes ses parties, par la raison que les détails doivent toujours précéder les données générales dont ils sont la base et la preuve; mais il est facile de voir, par ce qui précède, et par ce qui suit, que l'auteur a voulu dire que lorsqu'on connaissait la marche générale d'une épidémie, il fallait encore s'appliquer à connaître les particularités qu'elle avait pu présenter. C'est une idée que je cherche à faire bien ressortir, parce qu'elle est prise dans l'ordre des choses, et qu'elle est d'une grande utilité auprès des

de publier ce traité sur les maladies bilieuses anomales. J'y suis surtout porté par ce précepte d'Hippocrate : « Le médecin doit soigneusement observer la différence des maladies » qui se développent épidémiquement ainsi » que les qualités du temps (1) ».

Sydenham, qui s'est beaucoup attaché à la recherche du génie des maladies, a souvent rencontré dans les constitutions épidémiques, des observations de la même nature que celles que j'ai décrites, et personne ne les a démontrées mieux que lui. « On doit noter, dit-il, » dans quelle année ont lieu les diverses variétés de la maladie épidémique, et les réunir toutes de la même manière qu'elles se » manifestent (2) ».

Sans émettre ici ce que dit *Grimm* à cet égard, voici comment parle *Straack :* « Diverses maladies se manifestaient pendant le cours épidémique de la maladie pétéchiale ; elles étaient particulièrement de deux sortes ; l'une qui avait lieu sans pétéchies, et qui conservait d'ailleurs tous les symptômes de la maladie pétéchiale ; l'autre qui n'en présentait

---

malades. J'y reviendrai à la fin de l'ouvrage, pour la développer avec quelque détail.

(1) Progn. Text. IV, Charter. tom. VIII, p. 585.

(2) *Sydenham*, Sect. I, Cap. II.

que quelques-unes seulement. La maladie eut d'ailleurs divers symptômes, comme des signes de pleurésie, par lesquels on était facilement induit en erreur, et par lesquels surtout elle était plus meurtrière (1) ».

Mais avant que d'aborder la description des maladies anomales, je dois encore ajouter quelques considérations à l'idée qu'on doit avoir d'une maladie de ce genre.

Trois conditions sont essentielles pour admettre la présence d'une maladie bilieuse anomale, comme nous l'avons déjà dit dans les prolégomènes :

1°. Il faut que la maladie ait d'autres apparences que celles de la fièvre bilieuse, qu'elle paraisse avoir une autre nature, et qu'elle soit désignée par un nom particulier : ainsi quant au facies de la maladie, la fièvre bilieuse scarlatine diffère tellement de la fièvre bilieuse simple, que ces deux maladies paraissent n'être pas de la même nature.

Il en est de même de la goutte anomale, dont *Musgrave* a rapporté des exemples qui ne diffèrent de la goutte régulière que par la forme et le nom.

2°. Il faut aussi que la maladie soit causée

(1) Vid. Carol. *Strack*, de Morbo cum petechiis. *Carolsruh.* 1766, p. 226.

par la matiere bilieuse, de manière que la même cause pût produire la fièvre de ce nom chez d'autres individus à raison seulement de leur idiosyncrase.

C'est ainsi que différentes maladies périodiques qui n'observent pas exactement le type intermittent, et dans la description desquelles *Medicus* a excellé, sont néanmoins causées par le génie de la fièvre intermittente. Pour bien établir ce qu'on doit entendre par maladie bilieuse anomale, il faut d'abord en exclure toutes celles qui pourraient dépendre d'une autre cause que la bile, ou avoir été observées dans d'autres temps. Je n'entends parler ici que des maladies anomales que j'ai observées pendant le cours, et sous l'influence de la constitution épidémique bilieuse, ou qui lui ont succédé immédiatement. Dans cet ouvrage, je n'ai pas l'intention de traiter des autres maladies anomales, et c'est un point sur lequel il était nécessaire d'être prévenu (1).

---

(1) Il fallait bien que j'établisse cette distinction, pour qu'on ne dît pas de moi ce qu'on a osé dire du célèbre *Zimmermann*, qu'ayant le foie malade, il croyait voir toujours dans les maladies quelque symptôme qui avait du rapport avec ceux qu'il éprouvait.

Tant s'en faut que j'aie rapporté aux maladies bilieuses

3°. Enfin, la maladie doit se manifester insidieusement, de manière qu'on se méprenne sur son caractère quand on n'est pas prévenu, et elle doit rarement être guérie par d'autres moyens que ceux qui conviennent à la fièvre bilieuse.

J'ai vu souvent, et je connais beaucoup de malades qui, long-temps après leur maladie, souffrent encore des suites d'un mauvais traitement fait en aveugle, et sans connaître le caractère de l'épidémie. Ces suites avaient cela de commun chez tous, qu'elles ne se manifestaient pas avec des caractères bilieux, mais qu'elles se cachaient long-temps sous l'aspect d'une autre maladie bien connue.

Voilà pourquoi les maladies qui n'ont pas un début insidieux et caché, quoiqu'elles empruntent le facies de toute autre maladie, ne

---

anomales toutes les maladies que j'ai observées, qu'au contraire, j'en ai omis plusieurs qui appartiennent, sous quelques rapports, à ces sortes de maladies.

J'en ai aussi observé plusieurs autres, dans lesquelles je n'ai vu aucunes traces de la maladie prédominante. Dernièrement encore il a régné une toux convulsive épidémique chez les enfans en bas âge, et je n'ai observé aucun rapport entre elle et la fièvre bilieuse. Il aurait donc été hors de propos de vouloir ici rapporter les deux cas à une même cause.

peuvent cependant pas etre rapportées aussi bien aux maladies bilieuses anomales, parce qu'elles sont aussitôt connues par leur nom, comme, par exemple, la colique bilieuse, le vomissement bilieux, les nausées et autres affections de ce genre, ou bien parce que leur nature ressort des circonstances antécédentes comme dans les cas que j'ai rapportés au chapitre sur les suites de la maladie; dans les uns comme dans les autres, la cause est évidente. Dans l'histoire des maladies bilieuses anomales, il faut donc soigneusement éviter de considérer les suites de la fièvre bilieuse, comme une maladie anomale ou cachée; il faut être sur ses gardes pour ne point augmenter indéfiniment l'histoire de ces maladies; mais je ne répéterai pas ce que j'ai déjà dit.

Il est moins important de savoir si une maladie anomale est avec fièvre, parce que cela change peu à l'idée que nous devons en avoir. « On doit distinguer, dit *Cœlius Aurelianus*, la diversité des accidens d'avec les différences essentielles des maladies, et s'en tenir à une désignation générale et comme nécessaire, prise des principaux symptômes, d'où l'on tire aussi les indications du traitement (1) ».

(1) Vid. *Cœl. Aurel.* L. I, de Morb. acut. Cap. VII.

Par une raison semblable *Medicus* a rapporté aux maladies périodiques celles qui sont fébriles et celles qui ne le sont pas.

L'art du diagnostique est difficile, comme on doit le présumer, par la troisième condition que nous avons regardée comme nécessaire pour admettre une maladie bilieuse anomale. Il m'est arrivé souvent de ne voir aucun signe direct qui pût indiquer la maladie, et de ne pouvoir juger de sa nature que par conjecture, par l'épreuve des médicamens, ou enfin par voie d'exclusion. Le plus souvent cependant, les symptômes du premier stade avaient préexisté ou avaient lieu, comme la langue sale, bilieuse; des nausées, la perte de l'appétit, une douleur au creux de l'estomac, des palpitations du cœur, la constipation, l'urine claire; le pouls faible et mou, excepté dans les cas de phlegmasie; des lassitudes dans les membres, des nuits agitées, et à ces circonstances se joignait la coïncidence de la constitution épidémique (*a*). On voyait, en effet,

(*a*) Il me semble que lorsqu'il existe des symptômes de cette nature, on ne manque point de signes positifs, et qu'on n'est pas dans la nécessité d'établir le diagnostique par voie d'exclusion, surtout lorsque ces symptômes ont lieu pendant le cours d'une constitution bilieuse. Dans ces

quelquefois dans la même maison, des personnes atteintes d'une maladie bilieuse anomale, et d'autres avoir la fièvre épidémique. « On doit, dit *Cœlius Aurelianus*, tout observer, et ne rien affirmer d'après une ou » deux circonstances, mais d'après leur en» semble (1) ».

Maintenant, si l'on me demande comment une même cause peut produire des effets si différens, je réponds avec *Celse* : que certaines prédispositions qui n'appartiennent pas à tous les hommes peuvent exister chez certains individus, soit à cause de leur faiblesse ou de toute autre affection, et quoiqu'elles ne soient pas assez puissantes par elles-mêmes pour donner naissance à une maladie, elles nous rendent cependant plus ou moins aptes à ressentir l'impression des autres causes morbides.

---

cas, le caractère de la maladie ne se présente point, je crois, d'une manière insidieuse, quelle que soit d'ailleurs la complication qui ait lieu. Je reviendrai sur cet article dans une note, où je considérerai l'ensemble des maladies anomales dont traite *Finke*, comparativement avec les observations de *Stoll* sur les complications de la fièvre bilieuse.

(1) *Cœl. Aurel.* L. I. de Morb. acut. Cap. II.

L'expérience de chaque jour, qui est le meilleur guide en toutes choses, m'a appris à penser de même. Je n'ai cependant pas l'intention de m'appliquer à la recherche d'un objet aussi difficile, et je ne disserterai pas sur cette idiosyncrasie. S'il est vrai que cela ne soit pas impossible, au moins cela m'éloignerait-il de mon but, qui est celui d'un médecin observateur, et non pas celui d'un médecin dogmatique.

Hippocrate, *Sydenham*, *Baglivi* et autres grands médecins, n'ont pas été si supérieurs pour avoir seulement cherché à découvrir la nature propre de l'idiosyncrasie, mais plutôt parce qu'ils ont senti que tout ce que la médecine avait de *certain* ou d'*incertain*, venait de cette condition qui fait tant varier les effets (1), et qu'on ne pouvait la connaître que par des observations exactes, faites avec pénétration sur des histoires particulières.

J'ajoute à ce que j'ai dit : les maladies bilieuses anomales doivent être considérées comme des complications (*a*) de la fièvre bilieuse ;

---

(1) *Keil*, Tentamen Med. phys. *Lond.* 1718, p. 116.

(*a*) Je me sers ici du mot *complication* à la place du mot *espèce* qu'emploie l'auteur, conséquemment à ce que j'ai dit plus haut pour me servir du mot *variété*, et non

or, comme nous avons remarqué que cette fièvre offrait trois variétés différentes, on en conclura que chacune des complications doit être rapportée à l'une, ou à l'autre de ces trois variétés, selon les symptômes; c'est-à-dire, qu'il y a des complications qu'on doit rapporter à la première variété, qu'il en est d'autres qui appartiennent à la seconde, et qu'il en est de même pour la troisième variété. La méthode curative, quoiqu'elle soit en général antibilieuse, doit éprouver néanmoins certaines modifications relatives à chaque variété; elle en éprouve encore d'autres, selon les déterminations nouvelles qui peuvent avoir lieu.

Je dois encore prévenir que l'observation a souvent fait voir que les maladies anomales peuvent être compliquées, soit de vers intestinaux, soit avec d'autres maladies, ou entre elles. Ainsi, on rencontre fréquemment ensemble la fièvre arthritique bilieuse, ou bien

---

pas du mot *genre*. Je m'en sers encore conséquemment à ce que j'ai déjà annoncé, que toutes les observations dont *Finke* va parler sous le nom de *maladies bilieuses anomales*, ne sont généralement que des complications de la fièvre bilieuse, et non pas des espèces. Ce sont les cas dont se forme l'espèce compliquée des fièvres bilieuses.

la fièvre nerveuve bilieuse avec d'autres maladies. Ces complications, comme on le pense bien, aggravent la maladie.

Je vais d'abord énumérer sommairement les maladies bilieuses anomales, dont je dois traiter dans les chapitres suivans. Voici l'ordre que je suivrai :

En premier lieu, je traiterai des maladies bilieuses anomales *fébriles*. Ces maladies sont :

1°. La fièvre bilieuse nerveuse;

2°. La fièvre bilieuse (bulbosa), avec pemphigus;

3°. La fièvre bilieuse scarlatine;

4°. La fièvre arthritique bilieuse;

5°. L'angine bilieuse.

Ensuite, je traiterai des maladies bilieuses anomales, *non fébriles*, comme :

1°. De la toux bilieuse;

2°. De l'orthopnée bilieuse;

3°. De l'enrouement bilieux;

4°. Du hoquet bilieux;

5°. De la salivation bilieuse;

6°. De la stupeur paralytique du pied;

7°. Des anxiétés précordiales par cause bilieuse;

8°. De la suppression de l'urine par la même cause;

9°. Des hémorragies bilieuses;

De l'hémoptysie;

De l'hématurie;

Des hémorroïdes;

10°. Des maladies mentales et de la morosité, produites par la même cause.

DES FIÈVRES BILIEUSES ANOMALES EN GÉNÉRAL.

Le nombre des fièvres bilieuses anomales est considérable, et dépasse même de beaucoup celui que nous venons d'établir. L'épidémie se présentait sous un grand nombre de formes, que j'ai eu occasion de remarquer bien des fois. J'ai même vu souvent d'autres fièvres, c'est-à-dire, des fièvres intermittentes, catarrhales, inflammatoires, tenir du caractère de l'épidémie. Mais comme mon intention est d'être laconique, j'ai dû éviter de décrire ces diverses maladies, parce que les ouvrages des médecins les plus célèbres en font mention, et les décrivent sous d'autres noms que celui de maladies anomales. On doit donc consulter ces auteurs, et entre autres *Van Swiéten*, dans son commentaire sur *Boerhaave*; *Senac* (le titre de l'ouvrage est indiqué en allemand; je suppose que c'est de l'ouvrage de *Senac*, intitulé : *De Febrium naturâ reconditâ*, dont *Finke* veut parler ici); *Huxham*, dans ses ouvrages de physique médicale;

Grimm et plusieurs autres. Néanmoins, pour ne pas être blâmé d'avoir omis une chose importante sans un motif suffisant, j'en parlerai succinctement.

Maintenant, si l'on m'accorde que ces maladies, que les praticiens les plus attentifs ont vues de tout temps naître de cette source, étaient produites par la saburre bilieuse, pourquoi douterait-on de quelques autres cas que j'ai observés ?

Les auteurs n'ont-ils pas décrit des maladies bilieuses accompagnées des symptômes les plus graves ? L'épidémie de Minorque, décrite par *Cleghorn*, était une fièvre putride intense par cause bilieuse. *Strack* a décrit une fièvre bilieuse grave, avec des pétéchies ; Frédéric *Hoffmann*, une fièvre bilieuse pourprée ; d'autres ont vu la rougeole coïncider avec une fièvre bilieuse (1) (*a*).

---

(1) Vid. *Selle*, in Dissert. suprà laud.

(*a*) Il en est, je crois, des complications de la fièvre bilieuse comme de celles de toute autre maladie. Après quelques-unes qui sont familières, elle peut en présenter encore beaucoup d'autres relatives à certaines circonstances étrangères aux individus, ou dépendantes de leur crase propre. Ce sont ces complications que l'on ne saurait décrire dans un livre, et que l'on ne peut point spécifier dans

Quant à moi, sans révoquer en doute ces autorités, je n'ai point vu une si grande malignité, si l'on veut encore me passer ce mot, que les remarques de *Marcardus* (1) ont rendu bien équivoque, survenir pendant le cours de l'épidémie, si l'on en excepte les cas d'accouchement, de variole ou de vers intestinaux. Lorsqu'il existe une malignité fort grande, je crois plutôt, comme *Vogel* (2), que la maladie doit être rapportée à la synoque putride. C'est pour cela que l'on ne doit pas trouver étonnant que je n'aie point mis en usage la méthode antiseptique dans les maladies qui ont eu lieu pendant le cours de l'épidémie, excepté dans les cas de complication dont je viens de parler.

On verra également, par ce qui suit, que j'ai traité avec succès des maladies en apparence tout-à-fait opposées à la fièvre bilieuse

---

la description générale d'une maladie. Il suffit seulement d'être prévenu qu'elles peuvent avoir lieu dans toutes les maladies, sans qu'il soit nécessaire d'y revenir spécialement pour chacune d'elles. Le moyen d'être en mesure pour les reconnaître, c'est d'avoir toujours présens à l'esprit les caractères propres aux espèces simples.

(1) Vid. Dissert. examin. rigor. mal. febr.

(2) *Vogel*, Præl. l. c.

régulière. L'on ne peut pas non plus me blâmer de ce que, dans une maladie d'une nature donnée, je me suis néanmoins quelquefois un peu éloigné des règles générales du traitement. Puisque les maladies offrent des variétés, il faut aussi varier la méthode de les traiter. S'il y a mille espèces de maux, il y a aussi mille moyens de salut.

Je dois encore prévenir que les fièvres bilieuses anomales présentent divers degrés d'intensité. Rarement cependant, à moins des cas de fièvre bilieuse nerveuse, elles se prolongent aussi long-temps que la fièvre bilieuse elle-même. Enfin, ces maladies ont aussi leurs prodromes, qui sont ceux que nous avons énumérés dans le premier stade de l'épidémie, et elles ont également des suites comme la fièvre bilieuse elle-même. Ces maladies une fois terminées, sont sujettes à récidiver à la moindre occasion (*a*).

(*a*) *Finke* s'écarte encore ici des conditions qu'il a établies, pour qu'une maladie bilieuse dût être considérée comme anomale. Certainement si les prodromes de ces maladies bilieuses anomales étaient les symptômes du premier stade de l'épidémie, elles ne se manifestaient pas d'une manière insidieuse et cachée.

De la Fièvre bilieuse nerveuse.

Les jeunes gens, les femmes hystériques et faibles étaient principalement disposés à la fièvre bilieuse nerveuse. Elle était occasionée par des excès habituels de table, par l'ivresse, l'abus de laxatifs ou de la saignée, par des fatigues ; elle survenait après des maladies longues, ou pendant la convalescence d'autres maladies. Elle se manifestait surtout pendant les grandes chaleurs ; elle eut lieu notamment dans l'été de 1778 et dans celui de 1779. Les malades se plaignaient d'abord d'une douleur de tête violente, occupant le front et le plus souvent l'occiput, qui se prolongeait pendant tout le cours de la maladie, à laquelle se joignait bientôt une certaine incommodité vers l'épigastre, que l'on croyait dépendre de la digestion, qui occasionait des nausées et des efforts de vomissement ; les malades étaient abattus, moroses, timides, s'abandonnaient facilement au désespoir, ce qu'on ne remarquait point dans la fièvre bilieuse régulière. Les membres étaient tremblans au moindre mouvement, les malades ne pouvaient se tenir sur les genoux. Le froid, entremêlé de chaleur, était à peine sensible au commencement de la maladie ; il augmentait avec elle, était toujours proportionné à l'intensité de la chaleur qui, jamais, ne devenait fort intense; la face, au lieu d'être colorée comme dans la fièvre bilieuse simple, était pâle, livide et jaunâtre; en général, les malades ne gardaient point le lit dès les premiers jours; ils restaient auprès du feu, ou se promenaient à pas lents dans la maison. Quoique j'en aie vu plusieurs qui ne se couchaient guère que quelques heures pendant le jour, j'en ai vu d'autres aussi qui étaient obligés de garder le lit pendant le cours de la maladie. Les sueurs avaient lieu facilement; le sommeil ne rétablissait point les forces, et si les malades venaient à sommeiller, ils avaient des visions merveilleuses qu'ils éprouvaient encore pendant la veille; le pouls était plus faible que dans les fièvres bilieuses simples; la langue était sale, d'abord blanchâtre, ensuite jaunâtre et enfin noire, avec un goût d'amertume et nauséabond; le ventre n'était pas dans l'état naturel; la diarrhée avait lieu surtout au début de la maladie; l'urine, très-variable, était le plus ordinairement limpide ou trouble. J'ai quelquefois observé des contractions partielles des mains ou des pieds; d'autres fois, c'étaient des contractions nerveuses des viscères abdominaux, ou bien leur distension par des vents, ce qui donnait lieu, chez les femmes, à des affections hystériques.

J'ai vu la surdité avoir lieu dès les premiers jours de la maladie, et continuer jusqu'à sa terminaison.

On voyait des malades ne pas sentir la fièvre à cause du peu d'intensité de la maladie, être promptement guéris par un régime approprié et l'usage des laxatifs, sans éprouver ensuite aucune incommodité consécutive; d'autres mouraient tout à coup, sans qu'on eût pu prévoir aucun danger. J'ai vu mourir ainsi un homme de trente-trois ans, qui n'avait pas cessé de se promener dans son appartement jusqu'au neuvième jour de la maladie. Alors seulement l'esprit commença à se déranger, et le malade mourut frénétique le onzième jour. Dans le plus grand nombre, la maladie durait plus long-temps; elle ne se terminait pas avant le septième, ou le huitième septenaire.

Rien n'était plus nuisible que la saignée. Les laxatifs, administrés pendant la crudité de la maladie, l'exaspéraient constamment, et affaiblissaient les malades qui supportaient bien, au contraire, l'émétique qui procurait des vomissemens de bile verte.

Cette fièvre différait de la fièvre bilieuse simple par les circonstances suivantes :

Elle était moins forte, et se portait difficilement à la périphérie, ainsi que l'a remarqué *Cœlius Aurelianus* pour la frénésie; la céphalalgie était plus forte; le visage pâle et triste; les uns éprouvaient une grande tristesse, les autres voyaient des spectres merveilleux; enfin on observait plus souvent diverses contractions nerveuses, des tremblemens des membres et une faiblesse générale.

En considérant l'histoire que nous venons de donner de la maladie, personne, je crois, ne doutera qu'on doive la rapporter aux fièvres nerveuses, à l'ordre desquelles elle appartient évidemment par chacun des symptômes qui décèlent une grande ataxie dans le système nerveux.

D'ailleurs, si l'on veut comparer cette histoire avec les observations du célèbre *Huxham* sur les fièvres lentes nerveuses, l'on verra certainement entre elles une grande ressemblance, et l'on sera convaincu qu'il y a lésion profonde des nerfs dans les cas de cette nature (1).

Néanmoins, quelle que soit cette ressemblance, elle n'exclut pas toute dissemblance,

(1) Opera Physico med. Pars I.

car *Huxham* a vu les maladies lentes nerveuses exister avec des exhantèmes d'une mauvaise nature, comme des pustules miliaires, des pétéchies, ou des aphthes noirâtres qui prouvaient, sans réplique, qu'une matière putride, mêlée au sang, nuisible aux nerfs, était la cause de tant de maux (*a*). Je n'ai jamais vu dans la fièvre bilieuse nerveuse un tel état de putridité du sang, et je ne crois pas que d'autres l'aient remarqué. C'était donc une autre cause qui excitait la fièvre bilieuse nerveuse; et je crois que cette cause prochaine était la bile qui, fixée dans la région précordiale, lésait le système nerveux d'une manière particulière. L'histoire que j'ai tracée de l'épidémie, la constitution épidémique, la méthode curative, qui est en général celle de la fièvre bilieuse, mettent hors de doute la nature de cette maladie et l'exactitude de mon assertion.

Il est donc démontré par l'histoire de la

(*a*) Il est inutile de faire remarquer combien sont arbitraires toutes ces suppositions sur la cause prochaine des maladies, puisque c'est un sujet dont on est généralement dégoûté, et que les traces que l'on peut encore en rencontrer ne peuvent rien changer à la marche naturelle des méthodes que l'on suit aujourd'hui dans l'étude des maladies.

fièvre bilieuse nerveuse, qu'il existe une espèce particulière de fièvre de nature mixte, qui est nerveuse et bilieuse, et qui, à cause de sa bénignité insidieuse dans le commencement, doit être rapportée aux maladies anomales, d'après l'idée que nous avons attachée à ce mot.

Il faut, dans le traitement de cette maladie, que le médecin suive ce grand précepte d'*Hippocrate*, qui prescrit d'avoir égard autant aux circonstances communes qu'aux circonstances particulières de la maladie (1).

Cette fièvre bilieuse nerveuse présente les indications générales de la fièvre bilieuse que nous avons établies précédemment, savoir : la coction et l'évacuation de la matière bilieuse; mais elle a aussi ses indications propres qui sont de donner le kina et autres analeptiques pour soutenir et soulager les forces.

Il faut d'abord, si les circonstances le permettent, car il est quelquefois nécessaire de donner préalablement des digestifs ; il faut, dis-je, prescrire un émétique afin de débarrasser l'estomac de la saburre bilieuse. Ce moyen fatigue le malade sans augmenter son

(1) Hipp. Epid. 15.

mal, et l'on ne doit pas craindre ce qu'ont dit *Junker* et l'école de *Stahl* contre l'émétique (1). Ces assertions ont été réfutées par les observations ultérieures de *Huxham* qui pense que dans ces cas les vomitifs ont été moins nuisibles que les laxatifs (*a*). Après avoir déterminé le vomissement, il fallait commencer l'usage des digestifs salins, du sel de *rivière*, ou bien du sel ammoniac dans les cas de diar-

---

(1) Conspect. therap. tab. 56.

(*a*) Ce que dit *Finke* n'est pas suffisamment concluant en faveur de l'émétique ; d'abord, quant à son observation, elle apprend que l'émétique fatigue le malade sans augmenter la maladie, et cela ne prouve pas que l'émétique soit nécessaire. *Huxham* ajoute que les vomitifs ont fait moins de mal que les laxatifs, et ceci n'établit la priorité de l'émétique que relativement aux laxatifs, mais ne prouve point d'une manière directe l'efficacité de l'émétique dans la maladie dont nous parlons.

Tout ce que l'on peut dire en faveur de ce remède, en cette occasion, c'est que *Finke* l'employait en pareil cas, et que, puisqu'il le conseille, c'est qu'il produisait de bons effets; car autrement *Finke* l'aurait proscrit de la liste des moyens à employer, et peut-être aurait-il dit alors pourquoi. Je regrette aussi qu'il ne soit pas entré dans quelques détails pour faire sentir son utilité au commencement de la fièvre bilieuse nerveuse, toutes les fois cependant que d'autres indications ne prescrivent pas d'abord les digestifs.

rhée, ou avoir recours à d'autres moyens qui facilitassent la coction et la résolution, comme des eaux distillées agréables au goût; il fallait ajouter, plus tôt ou plus tard, selon que les viscères étaient, ou n'étaient pas surchargés par une matière pituiteuse, l'écorce du Pérou, ou mieux encore son extrait, administrés, l'un, ou l'autre, à petites doses; car je n'approuve pas le fait que rapporte *Van den Bosch*, d'en avoir donné quatre onces dans vingt-quatre heures (1). Il fallait diriger et mixtionner l'usage de ces moyens de manière à prévenir une trop grande faiblesse et la constipation.

Après la crudité, il était nécessaire de purger les malades afin de faciliter le retour des forces, et pour dissiper la disposition aux rechutes, ou à toute autre maladie à laquelle les malades restaient sujets jusqu'à ce qu'ils eussent été suffisamment évacués.

A l'égard du vin, *Pline* dit que l'on ne doit pas en faire usage pendant la fièvre; mais un peu plus bas, il ajoute qu'il est la seule ressource dans les maux d'estomac (2). Je ne con-

(1) L. c. p. 38.

(2) *Plin.* Lib. XXIII, Cap. XXIV-XXV.

sidère certainement pas toute fièvre bilieuse nerveuse comme un mal d'estomac, et je regarde néanmoins le vin comme nécessaire dans les cas où cette fièvre existe.

Cette maladie a beaucoup de rapports avec la frénésie, dont la nature et le siége ont été approfondis par *Fein*, praticien d'Osnabruck (1).

J'en ai vu un exemple sur un clerc de trente ans qui, ayant la fièvre nerveuse, me fit appeler seulement au cinquième jour, au moment où il éprouvait une sueur abondante et qu'il se croyait guéri. Néanmoins, ainsi que je l'avais pronostiqué, la maladie devint dès-lors plus grave et plus longue. Outre une grande débilité morale et la perte de la mémoire, le malade éprouvait encore quelquefois le délire, crachait sans interruption, parlait beaucoup, et offrait les signes décrits par *Cœlius Aurélianus* : face un peu gonflée ou pleine, hémorragie nasale, veilles continuelles, sommeil troublé, etc. (2).

L'urine, chez ce malade, était très-variable; tantôt trouble, tantôt sédimenteuse, elle devenait bientôt claire et ténue; quelquefois elle

(1) Vid. Dissert. de Phrenitide analecta. *Gottingæ*, 1765.

(2) Vid. *Cæl. Aurel.* Lib. I, Morb. acut. Cap. II.

était cuite outre mesure. Tous ces symptômes sont fort incertains selon la remarque d'*Hippocrate* et de *Baglivi*, etc. *Fein*, plus particulièrement les regarde comme d'un mauvais augure (1). Le malade ayant eu le délire pendant le cours de la maladie, ne sentit guère son intensité, et après quelques semaines survint une diarrhée bilieuse à laquelle succéda la convalescence.

L'observation suivante fera connaître les dangers de la saignée et des laxatifs administrés à contre-temps dans le cours de la fièvre bilieuse nerveuse. Une femme âgée de cinquante-trois ans, qui éprouvait souvent des spasmes abdominaux, était accoutumée depuis quelque temps à l'usage journalier d'un laxatif dont elle pouvait d'autant moins se passer, qu'elle éprouvait présentement des symptômes bilieux. Elle fut prise de fièvre bilieuse régulière, dont elle fut guérie par la méthode que nous avons décrite, et elle jouit ensuite d'une bonne santé pendant quelques mois. Alors, des affections morales firent renaître le mal, que la malade négligea de traiter convenablement par les laxatifs et une nourriture légère, de sorte que la

(1) Vid. Diss. de Phrenitide analecta. *Gottingæ*, 1765.

fièvre bilieuse nerveuse devint fort grave, accompagnée d'anxiétés profondes et d'un grand danger. Un chirurgien prit sur lui de saigner la malade quoiqu'il existât une grande débilité, et cette évacuation produisit les symptômes les plus alarmans, pour lesquels je fus demandé.

Je trouvai la malade chagrine, inquiète, éprouvant des anxiétés, ne pouvant rester dans son lit, et étant assise depuis quelques jours sur sa chaise percée ; elle ne pouvait dormir ; elle était couverte d'une sueur froide ; la langue était noire et recouverte d'un mucus fort tenace ; la soif était intense et la malade éprouvait un goût d'amertume dans la bouche, des envies de vomir, des contractions spasmodiques dans l'abdomen avec constipation opiniâtre ; le pouls était à peine perceptible et plus fréquent que dans l'état de santé ; la respiration était bonne.

Je tentai vainement l'usage de divers antiseptiques et désobstruans qui, cependant, relâchèrent le ventre. Il y avait trop d'irritation pour pouvoir administrer le kina, et la malade mourut incessamment. En examinant de près l'histoire de cette maladie, je n'hésitai point de la nommer *Cordiacum Celsi*. Doit-on la rapporter aux fièvres nerveuses ? La réponse reste incertaine. *Huxham* l'affirme, et *Vogel* le nie (1).

De la Fièvre bilieuse pemphigode.

Il paraît que la fièvre bilieuse que *Vogel* appelle *pemphigode* (2), doit être considérée comme une fièvre très-rare, du moins dans notre pays, car les auteurs n'en font aucune mention. Quelques-uns ont, à la vérité, observé le pemphigus altérant la peau dans certaines régions du corps. Ainsi *Delius* l'a observé au cou et à la face, d'autres l'ont vu dans la gorge et autour du pharynx, comme le rapporte *Vogel*, d'après les actes de la République helvétique. D'ailleurs, outre *Pison* (3) et *Frenzelius* (4), je ne connais point d'autres auteurs qui aient parlé du pemphigus répandu sur toute la peau. S'il en est d'autres, je ne les connais pas encore. Je crois toujours utile de publier les observations que j'ai recueillies sur cette maladie, pendant la durée de l'épidémie.

Au mois de juin de l'année 1777, je fus de-

---

(1) Vid. Prælect. academ. p. 40.

(2) Vid. loc. cit. p. 176.

(3) De Colluvie seros. Observ. 150.

(4) Acta nat. curios. Vol. X.

mandé pour un garçon de treize ans, qui, depuis quelques jours, avait une vilaine maladie dont il était gravement affecté, et qui était inconnue à tous les voisins. En entrant pour voir cet enfant, je fus fort étonné de le trouver couché dans l'aire de la grange, sur un lit d'osier et de foin auquel on avait seulement ajouté quelques oreillers : je demandai au père, qui aimait beaucoup son enfant, pourquoi il l'avait si mal placé ; il me répondit que personne de ses proches n'avait osé jusqu'alors le toucher, à cause de la mauvaise odeur que répandait son corps, et que tout le monde l'avait regardé comme mort. J'approchai néanmoins, et après avoir levé la couverture, j'eus vraiment horreur, en voyant cette grande quantité de bulles élevées sur toute la surface du corps ; on eût dit que l'enfant était couvert de vésicatoires, en voyant toutes ces bulles de grandeur variable qui disparaissaient presque par la pression. Aucune partie du corps, ni la figure, ni la plante des pieds, n'en était exempte.

Elles avaient une grandeur variable ; quelques-unes avaient la grosseur d'un œuf de pigeon ; d'autres étaient encore plus volumineuses ; il y en avait de la grandeur d'une noix, d'une aveline ; quelques-unes ne dépas saient pas la grosseur d'un pois. Quant à leur couleur et à leur consistance, elles étaient transparentes et pâles. En les incisant, il en découlait une humeur blanchâtre, semblable à du blanc d'œuf, tenace et glutineuse, qui, lorsqu'elle collait la peau aux draps, le faisait si fortement, que l'enfant éprouvait beaucoup de douleur quand on voulait détruire cette espèce de cohésion, et qu'il suppliait jusqu'aux larmes de ne pas augmenter encore sa douleur. Une pincée un peu forte, faite de manière à exciter l'afflux du sang, donnait lieu par la suite à une eschare noire (*a*).

J'ai vu un semblable phénomène dans une autre occasion, après l'application du vésicatoire, sur une personne maigre, irritable, qui était prise de fièvre bilieuse. Il sortit de la cloche qui s'était formée une humeur limpide, plus ténue qu'elle ne l'est d'ordinaire. Le jour suivant, au lieu de sérosité ce fut du sang, qui ensuite devint noir, et qui donnait à la plaie un aspect horrible. *Selle* dit que *Sauvages* regarde les taches noires comme familières à ce genre de maladie.

Mais je reviens à l'histoire que j'ai commencée.

La fièvre était non-seulement évidente,

(*a*) *Finke* faisait-il des essais de ce genre ?

mais encore sa nature bilieuse l'était aussi par les symptômes suivans : langue sale, bilieuse, saveur douceâtre, nauséeuse, frissons passagers, etc. Le malade était inquiet, il éprouvait une petite soif continuelle ; le ventre était constipé ; l'esprit était d'ailleurs sain et sauf (*a*).

Le malade n'éprouvait d'autre douleur qu'une sensation brûlante, excitée par la matière qui découlait des bulles.

Ces vésicules survinrent aux pieds dès le commencement de la fièvre, et lorsque le malade pouvait encore marcher ; ensuite elles se manifestèrent sur toute la peau, comme je l'ai déjà dit.

D'abord, je conseillai de les ouvrir toutes avec une lancette, et de les exprimer avec un linge sec et doux, afin d'enlever doucement la matière qui en découlait. Ensuite je fis couvrir les parties avec des compresses enduites de cet onguent dont *De Haën* faisait usage avec succès dans les excoriations cutanées causées par le décubitus trop long-temps continué, et que l'on prépare sur le feu avec un jaune d'œuf et de l'esprit de froment. Je donnai la

(*a*) Ces caractères me paraîtraient plutôt appartenir à l'ordre des fièvres muqueuses. *Voyez* le Traité de *Rœderer* et *Wagler* sur l'épidémie muqueuse de Gottingue, en 1760.

préférence à ce liniment dont je connaissais la vertu réfrigérante, à cause du sentiment d'ardeur qu'éprouvait le malade, et parce que les localités n'offraient d'ailleurs rien de mieux. Par la suite, je ne me suis jamais repenti d'en avoir fait usage ; car, non-seulement il apaisait le sentiment d'ardeur, mais encore il empêchait les draps de se coller à la peau.

Quant aux autres moyens qui composaient le traitement, ils étaient antibilieux ; seulement, je les ai appropriés au cas actuel. J'ai fait prendre une mixture saline composée avec le sel d'absinthe et le vinaigre ajouté au-dessus du terme de saturation. J'ai fait usage de quelques eaux distillées avec quelques grains de camphre dans un mucilage de gomme adragante ; après avoir continué ces moyens pendant quelques jours, les laxatifs ont fait évacuer beaucoup de matière bilieuse. Le malade fut obligé de rester quelque temps au lit après la terminaison de la fièvre, à cause des ulcères. Enfin, la desquamation eut lieu, et amena la convalescence, pendant laquelle la santé se rétablit entièrement.

Mais comme dans l'histoire de cette maladie on ne voit peut-être pas assez le caractère bilieux que je lui attribue, j'ajoute, comme argument en faveur de mon opinion, avoir vu une femme qui, à la suite d'une fièvre bilieuse dont elle n'avait pas été bien guérie, éprouva de semblables vésicules qui n'étaient pas si nombreuses à la vérité : la matière bilieuse s'était portée à la périphérie. J'ai appris qu'un autre malade avait éprouvé le même phénomène.

Maintenant, si l'on compare l'histoire de cette maladie à la description du pemphigus donnée par les auteurs, et notamment par *Vogel* (1), on doit voir qu'il y a entre ces maladies une certaine différence qui provient de leur cause. Ainsi ces auteurs disent qu'il découlait de ces bulles une espèce de sérosité fluide et aqueuse, lorsque, au contraire, dans notre cas, ces mêmes bulles fournissaient une matière glutineuse. On peut se demander si c'est la sérosité coagulée qui avait excité ces bulles, ou plutôt si c'était alors la matière bilieuse pituiteuse dont nous avons parlé dans cet ouvrage, qui, séjournant dans les intestins, se portait ensuite à la peau. L'expérience paraît en faveur de cette dernière opinion. C'est aussi ce que pense *Van den Bosch* qui dit : que la matière muqueuse dégénérée est portée par la chaleur du corps et

(1) Vid. loc. cit.

de l'air des premières voies dans les secondes, et ensuite à la périphérie du corps, etc. (1).

D'après tous ces détails, je crois que l'on considérera facilement la maladie que je viens de décrire, comme une maladie bilieuse anomale.

De la Fièvre scarlatine bilieuse.

La fièvre scarlatine est si fréquente dans nos pays, que l'on peut l'y considérer comme endémique. Quelquefois cependant elle règne épidémiquement. Je l'ai vue régner de cette manière dans un canton dont les habitans font entrer dans leur nourriture de chaque jour du blé sarrasin avec lequel ils font des gâteaux qu'ils mangent en friture et avec excès. La plus meurtrière de toutes fut celle de l'année 1775, dont *Metzger* a donné une courte description dans la seconde partie de ses *Œuvres médicales* (2). Les jeunes filles, surtout, depuis l'âge de douze ans jusqu'à vingt-deux, en furent attaquées. La maladie était de nature inflammatoire et putride ; elle différait des cas que nous allons rapporter, dans lesquels il existait un foyer bilieux qui séjour-

(1) *Van den Bosch*, loc. cit.

(2) Vid. loc. cit. p. 57 et seq.

nait autour de l'épigastre, et que l'on reconnaissait au moindre examen par les symptômes suivans. La langue était sale et bilieuse; il y avait un goût d'amertume dans la bouche, des rapports nidoreux, des vomissemens bilieux, etc. La fièvre avait aussi pour signes précurseurs les incommodités dont nous avons formé le premier stade de la maladie épidémique.

La disposition à cette maladie était variable; c'étaient plus particulièrement les jeunes femmes, et ensuite les enfans.

La maladie paraissait être contagieuse, car lorsqu'une personne en était atteinte dans une maison, elle se communiquait facilement aux autres. J'ai vu une mère et ses quatre enfans en être atteints ensemble. Quant à la saison, la maladie acquit plus d'intensité au printemps de l'année 1778, et pendant l'été de 1779.

Dans plusieurs cas, la fièvre était bien supportable, et pouvait à peine être considérée comme une maladie; les malades n'étaient assujettis à rester au lit que pendant quelques heures. La peau devenait seulement un peu rouge, et l'angine était plus incommode; dans d'autres cas, elle était plus grave, comme chez les jeunes filles douées d'un tempérament sanguin, qui couraient des risques à cause de l'angine. Toutefois, cependant, je ne sais point que personne soit mort de cette maladie, si j'en excepte un enfant auquel on avait omis de donner l'émétique, et qui avait suivi un mauvais régime : dans ces cas, l'inflammation, en s'apaisant à la gorge, se porta sur les poumons, où elle devint mortelle.

Dans d'autres cas encore, j'ai vu, au contraire, la tumeur et la rougeur se porter, des parties extérieures de la poitrine, au cou et à la gorge, mais d'ailleurs sans aucun danger. La gène de la déglutition, quoique la respiration restât libre, faisait assez voir que l'inflammation interne avait son siége plutôt au pharynx que sur le larynx. Les cas de cette nature offrirent encore quelques différences ; car quoique dans quelques cas il y eût rougeur, douleur et même tuméfaction, il y avait à peine inflammation ; les malades s'en apercevaient plutôt par une grande quantité de mucus tenace et filant qui remplissait la bouche et l'œsophage, et qui paraissait avoir sa source dans l'estomac ; aussi les gargarismes n'étaient presque d'aucune utilité ; il fallait avoir recours aux émétiques, qui procuraient l'évacuation d'une grande quantité de mucus bilieux qui soulageait beaucoup les malades.

Lorsqu'on ne donnait point des vomitifs, la maladie traînait beaucoup en longueur et était accompagnée de grandes anxiétés ; il fallait beaucoup de gargarismes ou d'injections faites d'oximel scillitique et de sel ammoniac. Quant aux taches scarlatines, elles paraissaient au second, ou au troisième jour de la maladie ; elles n'avaient point lieu par tout le corps sous forme d'érysipèle, comme cela arrivait dans l'épidémie de 1775, mais seulement à la face, au cou, à la poitrine, aux extrémités supérieures ; les autres régions restaient libres. Cette rougeur ne persistait pas long-temps ; au dixième jour, au plus tard, survenait une desquamation qui nettoyait la peau.

A la suite de la fièvre scarlatine, je n'ai point vu survenir l'hydropisie que *Rosen* regarde comme ordinaire, et que plusieurs éprouvèrent pendant le cours de l'épidémie de 1775.

J'ai déjà dit plus haut que cette fièvre se compliquait avec la fièvre arthritique bilieuse, avec la toux, ou même avec toute autre maladie.

Je dois ajouter que la matière pituiteuse de la première variété de la maladie n'existait pas toujours dans la fièvre scarlatine bilieuse, et qu'il n'y avait par conséquent pas constamment constipation.

On voit, par ce qui vient d'être dit, que cette fièvre ne fut pas très-dangereuse, et qu'en prescrivant un traitement convenable elle pouvait facilement être guérie.

J'ai déjà exposé une partie du traitement. Je dois encore avertir qu'il fallait exciter le vomissement dans les cas où la méthode ordinaire de traitement paraissait contre-indiquer les émétiques, comme dans l'angine inflammatoire; car l'inflammation n'était jamais aussi forte qu'elle l'est dans les angines dangereuses, et dans lesquelles le médecin le plus téméraire n'oserait prescrire un pareil remède. On voit dans cette occasion combien il est important de bien connaître les causes des maladies.

Dans les cas où la fièvre était très-aiguë, j'ai fait précéder le vomissement par la saignée, qui était d'ailleurs nuisible dans toute autre occasion.

La suite du traitement devait être des digestifs, des mixtures salines un peu camphrées et acidulées; et enfin, après la crudité, il fallait prescrire des laxatifs répétés pendant quelques jours.

On trouve l'histoire d'une maladie semblable dans l'écrit périodique de *Baldinger*, qui paraît tous les mois. On peut aussi consulter ce qu'a dit *Rosen* à ce sujet, dans son excellent ouvrage *sur les Maladies des Enfans. Selle* indique aussi d'autres auteurs.

De l'Angine bilieuse.

L'angine bilieuse commençait et finissait de la même manière que la fièvre scarlatine ; il y avait cette seule différence entre les deux maladies, que, dans l'angine bilieuse, il n'y avait point de taches rouges à la peau. Je parlerai succinctement de cette maladie qui n'était accompagnée d'aucun danger, et qui fut de peu de durée.

La déglutition et la respiration étaient encore plus gênées que dans la scarlatine bilieuse ; l'inflammation était plus forte ; mais toujours on observait un mucus de même nature, qui avait la même origine que dans le cas précédent, et qui était aussi incommode, surtout chez les enfans, chez lesquels aussi la maladie était plus fréquente. A cet état de la gorge se joignaient une fièvre légère et diverses incommodités vers l'estomac. Les symptômes bilieux étaient les mêmes dont j'ai parlé au sujet de la fièvre scarlatine, et la maladie ne demandait guère d'autres remèdes que ceux dont il a été fait mention à l'égard de cette dernière. J'ai fait usage des émétiques, des gargarismes, des mixtures salines, et après la crudité, des laxatifs répétés.

La maladie se terminait quelquefois par suppuration, ce que je n'ai jamais observé dans la fièvre scarlatine bilieuse.

Voyez, à cet égard, plusieurs détails dans *Tissot* (1) (*a*).

De la Fièvre bilieuse arthritique.

Hippocrate nous apprend que le mélange de la bile corrompue avec le sang peut causer

---

(1) *Avis au Peuple sur sa santé.*

(*a*) Comment peut-il être arrivé qu'un homme comme *Finke* n'ait pu juger cet ouvrage, indépendamment de la réputation méritée de son auteur ? Et quel est l'homme tant soit peu judicieux qui ira chercher des lumières dans l'*Avis au Peuple?* Il est surprenant que *Finke*, si bien nourri de la doctrine d'*Hippocrate*, qui sentait si bien tous les avantages de la méthode descriptive, ait pu citer avec éloge un ouvrage où tout est réduit en règles, sans exceptions, qu'il suffit d'apprendre par cœur pour être au niveau du médecin. Comment un livre dont l'esprit est si essentiellement mauvais, dont le but est si essentiellement dangereux, a-t-il pu être cité honorablement par de graves auteurs? Peut-il être vrai jusqu'à ce point, que ce soit le nom de l'auteur qui fasse valoir l'ouvrage ?

des maux dans les articulations (1). *Musgrave* a également démontré, d'après son observation, que la saburre bilieuse, en séjournant dans l'épigastre, était aussi une des causes excitantes de la goutte (2). *Schrœder* et *Dugend*, dans une dissertation inaugurale *de Arthritide vagâ* (3), ont ajouté de nouvelles preuves à l'assertion de *Musgrave*. La goutte peut même régner épidémiquement, et alors elle est excitée par la bile; ainsi *Strack* a décrit une épidémie de goutte vague, dépendante d'une cause bilieuse, dans les Actes de Mayence, première partie (4); et enfin *Stoll* a également observé la même maladie (5).

Dans les cas observés par le médecin de Vienne, la maladie avait un caractère inflammatoire auquel on remédiait par les vésicans et les antiphlogistiques. Elle différait donc beaucoup de celle que j'ai observée pendant le cours de l'épidémie, dans laquelle il s'en

(1) *Hipp.* de Int. affect. Cap. XLIV.

(2) De Arthritide symptomaticâ, p. 64.

(3) *Goettingæ*, 1768.

(4) Acta Moguntina, Pars I, p. 317.

(5) Rat. med. in Nosocomio-practico. Pars prima. 1776.

fallait de beaucoup qu'il y eût une disposition inflammatoire du sang ; car les hommes qui en étaient atteints, étaient faibles à un point qui ne pouvait laisser supposer une inflammation (*a*).

La fièvre précédait de quelques jours les douleurs des articulations ; son intensité était variable : les malades éprouvaient d'abord divers symptômes bilieux, comme des nausées, le vomissement, une douleur autour de l'épigastre, la soif, une constipation opiniâtre ; le sommeil était rare : j'ai vu un homme atteint de cette maladie ne pas dormir pendant trois semaines, et recouvrer le sommeil après avoir eu des évacuations de bile.

Au second ou au troisième jour de la fièvre, les articulations des mains, ou celles des pieds,

---

(*a*) Je ne crois pas que l'état de faiblesse propre à ceux qui étaient affectés de goutte bilieuse, dût nécessairement exclure l'idée de toute inflammation. Une affection locale de cette nature peut exister avec une grande débilité générale, comme on peut l'observer chaque jour, et non-seulement elle peut avoir lieu de cette manière, mais encore elle peut exister sans qu'il y ait réaction ou fièvre. On est même étonné quelquefois de trouver, à l'ouverture des corps, des inflammations profondes et assez étendues, dont on n'avait pas soupçonné l'existence pendant la vie.

devenaient douloureuses, et peu après tuméfiées et comme œdémateuses. La douleur augmentait d'intensité en même temps qu'il survenait une sueur abondante ; quelquefois elle était fixe, mais le plus souvent elle ne l'était pas. Les symptômes bilieux persistaient simultanément, et jusqu'à ce qu'il arrivât des évacuations bilieuses spontanées, ou provoquées. Cette maladie durait pendant plusieurs mois lorsque les malades manquaient de soin. Après l'avoir bien considérée dans différens cas, je regardai comme nécessaire de la traiter par la méthode antibilieuse, et l'expérience confirma qu'il fallait en effet la traiter ainsi.

J'ai fait usage du traitement que j'ai indiqué comme le meilleur dans la première partie ; savoir, des digestifs et des émétiques. J'ai préféré certains moyens qui ont déjà été préconisés par des hommes éclairés en médecine. Le kermès minéral, dont on a loué les vertus dans ces cas (1), a produit de bons effets comme résolutif, diaphorétique et laxatif. Dans quelques cas, lorsqu'il existait une trop grande quantité de matière pituiteuse, la poudre altérante de *Plummer* agissait conve-

(1) *Tissot* et *Van den Bosch*, l. c.

nablement. C'est ainsi que *William* fera voir l'efficacité du calomel dans les douleurs de goutte invétérées, et quant à moi j'atteste déjà ces bons effets dans celles qui sont moins opiniâtres.

Parmi les sels, j'ai choisi le sel de *Glauber*, qui a des vertus incisives et résolutives très-utiles dans les maladies bilieuses, qui motivent les louanges que *Wagler* lui donne, et qui font pressentir les cas dans lesquels on doit l'administrer.

Comme j'avais observé que la boisson chaude était nuisible aux malades, j'ai prescrit l'usage de l'eau limpide aiguisée avec le suc de citron et le vinaigre, afin de tromper la soif.

J'ai conseillé de couvrir le corps de toile cirée ou de flanelle.

Les complications les plus familières de cette maladie étaient la scarlatine bilieuse et la toux.

Telles sont les fièvres bilieuses anomales que j'avais promis de décrire plus au long.

J'ai encore à parler d'un grand nombre de fièvres intermittentes, catarrhales et inflammatoires, que le plan de cet ouvrage ne me permet pas de passer entièrement sous silence.

Fièvres intermittentes : On a vu des fièvres

intermittentes pendant tout le cours de l'épidémie; mais on en remarqua surtout au printemps de 1776 et pendant l'automne de 1779. Elles survenaient spontanément, ou secondairement à la suite des fièvres bilieuses continues qui avaient été mal traitées : ces fièvres étaient quotidiennes, tierces ou quartes (*a*).

(*a*) Dans quel asservissement ont été retenus les esprits par les divisions scolastiques de *Galien !*... Que de subtilités répétées par de graves auteurs, sur la distinction des fièvres d'après leur type !... Que de suppositions gratuites pour expliquer les variétés du type intermittent !... Il suffit, sans doute, d'avoir reconnu ces écarts, pour sentir désormais les avantages absolus de l'observation, et pour nous appliquer à connaître les maladies d'après leurs signes sensibles... Les intermittentes quotidiennes, tierces ou quartes, ne sont dues exclusivement ni à la pituite, ni à la bile, ni à l'atrabile; leur raison est trop éloignée pour que nous puissions la déterminer. L'observation prouve que les variétés du type intermittent n'ont pas une nature déterminée et exclusive. Chaque jour on voit des fièvres de même nature offrir toutes ces variétés, quoique d'ailleurs dans une proportion relative à l'ordre auquel elles appartiennent. *Finke* l'a vu pour les fièvres bilieuses; *Rœderer* et *Wagler* pour les fièvres muqueuses; *Torti* pour les fièvres ataxiques; et ces observations sont répétées chaque jour par ceux qui suivent la voie de l'expérience. Hommage en soit rendu à l'auteur de la *Nosographie philosophique*, qui a fait ressortir si utilement toutes ces affinités !

Les quotidiennes furent les plus fréquentes : on reconnaissait facilement la présence de la saburre bilieuse muqueuse qui demandait la même méthode de traitement que l'on employait dans les fièvres bilieuses. L'usage prématuré du kina occasionait des suites aussi fâcheuses que celles dont nous avons parlé plus haut au sujet des fièvres bilieuses continues, comme on le verra dans l'exemple que voici :

Un homme d'un tempérament bilieux, âgé de soixante ans, qui, pendant l'âge adulte, avait eu plusieurs fièvres intermittentes régulières, éprouva pendant l'automne de 1777 diverses incommodités, en même temps que plusieurs personnes de sa maison étaient prises de la fièvre bilieuse. Ces incommodités, quoiqu'elles fussent, parfois, assez légères, continuèrent néanmoins jusqu'à l'été de l'année 1778, époque à laquelle elles reparurent après avoir cessé. Le malade fit ensuite un voyage aux eaux de Pyrmont. A son retour, et lorsqu'il se croyait rétabli, il éprouva encore, vers l'automne, de nouvelles et de plus fortes atteintes de sa maladie ; il eut la fièvre avec des dérangemens de digestion, de grandes anxiétés, de sorte que l'on craignait qu'il devînt mélancolique. L'usage de divers digestifs et évacuans, fit cesser les mouvemens fébriles, et le malade fut à peu près rétabli. Néanmoins les anxiétés n'avaient pas tout-à-fait disparu, la langue était encore couverte d'une peau épaisse que l'on ne pouvait enlever, et la maladie faisait des progrès en même temps qu'on faisait usage du kina. Au printemps de 1779, la fièvre recommença de nouveau et continua jusqu'à l'été ; la langue devint encore plus sale : la fièvre, qui jusqu'alors n'avait observé aucun type, en présenta un : elle devenait plus intense chaque quatre jours, avec apyrexie complète pendant l'intervalle. Alors je la considérai comme une fièvre quarte. Je recommençai donc l'usage du kina après avoir d'abord prescrit les moyens d'usage en pareil cas ; l'état du malade ne devint pas meilleur; au contraire, les anxiétés augmentèrent ainsi que la fièvre.

En faisant une attention plus exacte à cette croûte tenace qui couvrait la langue, voyant aussi que l'urine n'offrait point de sédiment briqueté ; je supposai la présence d'une matière visqueuse et bilieuse dans les intestins, et je pris mes dispositions en conséquence.

Comme j'avais mis jusqu'alors en usage des moyens insuffisans, quoique j'eusse prescrit le sel ammoniac et autres résolutifs à assez fortes doses, je sentis la nécessité d'user de moyens plus énergiques. Je me rappelai à cette occasion les louanges qu'*Hoffmann* et *Lyson* ont données au calomélas pour ses vertus contre certaines fièvres intermittentes. Je me déterminai donc à le prescrire à la dose de deux grains par jour, mêlé avec le sel ammoniac et la rhubarbe, pourvu que la fièvre ne présentât pas d'autres indications. Après quelques jours, la langue commença à se nettoyer, il survint des selles bilieuses d'une odeur très-forte et en très-grande quantité.

Alors j'essayai de nouveau le kina dont je garantis l'efficacité. Effectivement, la maladie cessa peu après sans aucune affection consécutive des viscères (*a*).

(*a*) Cette observation a été, depuis, si familière quant à ce qui concerne l'usage du kina, qu'il est désormais inutile de faire à cet égard de nouvelles réflexions; c'est un sujet achevé. Je remarquerai donc seulement ici que c'est à l'usage inconsidéré du kina, dans les fièvres intermittentes bilieuses, qu'est due l'aversion des stahliens pour l'écorce du Pérou. Ils répètent sans cesse qu'elle produit des obstructions; cela est vrai aussi, mais seulement quand on l'emploie dans les fièvres intermittentes de nature bilieuse, et plus particulièrement quand on le donne, soit à fortes doses, soit à petites doses, pendant la crudité, ou même à fortes doses, après la coction. L'administration du kina

La fièvre catarrhale bilieuse ne paraissait pas dépendre de la suppression de la transpiration, ni de l'action de l'air froid, qui, mêlé au sang, le congèle d'après l'assertion de *Keil* (1). Il paraît qu'elle tenait à toute autre cause : on chercherait inutilement un état de l'atmosphère qui puisse expliquer rationnellement la cause de cette maladie chez des individus atteints du ferment bilieux.

Presque tout le monde fut sujet à cette fièvre, qui régna principalement pendant l'hiver de 1779 et pendant celui de 1780.

Elle était précédée de lassitude, de pesanteur, de douleur de tête et de mauvaises nuits. Ensuite, après un léger frisson, sur-

---

doit être prescrite dans les fièvres de cette nature, d'après d'autres données que celles qui conviennent dans les cas de fièvre intermittente ataxique. Ce sont deux points de vue tout-à-fait différens dans chacun desquels il faut suivre une marche déterminée. C'est ainsi qu'en s'éloignant de la méthode ordinaire de diviser les fièvres, pour chercher leurs affinités dans leurs caractères sensibles, on s'achemine naturellement vers une méthode de traitement plus efficace, et l'on détruit secondairement la source d'une foule de discussions dont le fond n'était pas même le plus souvent déterminé.

(1) Vid. *Keil*, Tentamina Physic. med. disquisitio I, p. 24.

venaient les symptômes du catarrhe, tels que l'enchifrenement, l'enrouement, l'angine, la toux ; à ces symptômes se joignaient bientôt certaines incommodités rapportées à l'épigastre, comme des nausées, le dégoût pour les alimens, et souvent des vomissemens spontanés de bile. La maladie devenait plus grave si le malade continuait de manger, et principalement lorsqu'il mangeait de la viande ou du lait; s'il buvait du vin ou des boissons chaudes. Il fallait éviter ces sortes d'alimens, ne prendre qu'une nourriture légère et de nature acide, boire de l'eau pure aiguisée avec le vinaigre. Les infusions pectorales, ni les sudorifiques, n'étaient d'aucun secours; les médicamens incisifs, les salins, les digestifs, les doux laxatifs, et même quelquefois les vomitifs, faisaient, dans certains cas, cesser promptement la maladie. Il fallait interposer parmi ces moyens l'oxymel et le soufre doré d'antimoine, obtenu du troisième précipité.

Le cas était plus fâcheux, et quelquefois dangereux, lorsque cette matière bilieuse catarrhale occupait les poumons, et déterminait une espèce de péripneumonie fausse.

La maladie était insidieuse et à peine curable chez les personnes débiles. La même femme dont j'ai raconté l'histoire, est morte de cette maladie, dont elle eût pu être guérie si elle eût voulu prendre l'émétique.

La fièvre bilieuse inflammatoire présentait plusieurs formes pendant le cours de l'épidémie, et a produit des maladies qui diffèrent plutôt par leur nom que par leur nature : telles sont la pleurésie, la péripneumonie, la pleuro-péripneumonie et l'hépatite. Tant s'en faut que, dans ces cas, la saignée produisît de bons effets, qu'au contraire elle était plutôt nuisible dans certains. Lorsque le malade ou la gravité de la maladie demandaient qu'on employât ce moyen, il fallait avoir l'attention de ne pas trop affaiblir les forces par une forte saignée. Plus haut, j'ai rapporté un fait dans lequel on a vu qu'une seconde saignée avait encore augmenté les anxiétés et la difficulté de respirer, et que le malade fût mort s'il n'eût été délivré promptement de la matière bilieuse par les résolutifs et les laxatifs.

Ceux qui connaissent la doctrine de *Baglivi*, ne se hâteront jamais de saigner (1).

Dans quelques cas la matière bilieuse qui enflammait les poumons, était si visqueuse que l'on ne pouvait résoudre l'obstruction

---

(1) *Bagl.* L. c. in Cap. de Pleuritide.

qu'au moyen de poudres où entrait le calomélas. J'ai vu un exemple de cette nature, sur un homme sexagénaire qui avait une péripneumonie bilieuse, et que tout le monde regardait comme mort. Le pouls était intermittent à chaque seconde. Comme la maladie était grave, et que depuis quelques jours le malade était alité, il ne pouvait expectorer des matières cuites; je suivis le précepte de *Celse : aux grands maux les grands remèdes.* Je prescrivis donc des poudres de calomélas; elles firent expectorer des crachats cuits ; elles produisirent des déjections bilieuses, et le malade se rétablit incessamment.

DES MALADIES BILIEUSES ANOMALES NON FÉBRILES EN GÉNÉRAL.

Après avoir traité des maladies bilieuses anomales fébriles, je vais parler des maladies bilieuses anomales non fébriles ; ces maladies sont très-nombreuses. En disant qu'elles sont sans fièvre, je n'entends point dire qu'elles sont absolument sans mouvemens fébriles ni fréquence du pouls ; ces maladies, au contraire, étaient sujettes à éprouver des changemens, à être augmentées ou même diminuées par l'influence de la fièvre. Chez certains individus qui n'avaient même éprouvé aucun mouvement fébrile, il se manifestait une fièvre légère et de nature bilieuse sur la fin de la maladie, c'est-à-dire, après l'usage des digestifs et des laxatifs. Cette circonstance non-seulement rendit sensible la nature de la maladie aux yeux de ceux qui doutaient qu'on dût la considérer comme maladie bilieuse anomale non fébrile, mais encore elle était salutaire aux malades, car elle agissait comme un résolutif par excellence qui jugeait la maladie. Il arrivait alors, pour me servir des expressions de *Werlhof*, que ces mouvemens fébriles spontanés, élaborant la matière morbifique, produisaient sa coction et son expulsion, autant en atténuant, en altérant, en divisant cette cause, que par des congestions vers les régions inférieures, ou par des excrétions critiques. Mais comme l'art de déterminer la fièvre a néanmoins été bien circonscrit par ce grand médecin, puisque, de son aveu, on ne peut ni mesurer, ni limiter le degré d'une fièvre artificielle, je n'ai pas cru devoir jamais chercher à la produire (*a*).

(*a*) Ce mode de terminaison de l'embarras gastrique est le même que celui que *Rœderer* a observé pour l'embarras muqueux. Il faut être prévenu de ces sortes de

Les personnes les plus disposées aux maladies bilieuses anomales non fébriles, étaient les vieillards, qui, comme le dit *Hippocrate* dans ses *Aphorismes*, sont moins sujets aux fièvres: les personnes d'une constitution molle; celles qui avaient de l'embonpoint; les hommes atrabilaires, et ceux qui se plaignaient d'une saveur acide astringente; les juifs, à la suite de Pâque, époque à laquelle ils ne mangent point de pain fermenté; elles se manifestaient enfin, quelquefois, par suite de certaines dispositions individuelles qui excluaient, ou retardaient la fièvre.

Mais comme ces différentes conditions qui favorisaient les maladies bilieuses anomales non fébriles, ne persistaient pas toujours jusqu'à la fin de la maladie, il arrivait pendant leur cours, ou après avoir fait usage des résolutifs et des laxatifs, qu'il survenait une fièvre légère, ou au moins quelques mouvemens fébriles : on a même vu la fièvre bilieuse commencer le plus souvent de cette manière, et dès-lors ce n'était plus une maladie bilieuse

---

solutions critiques, car autrement on pourrait croire que la maladie acquiert plus d'intensité, et chercher à calmer la fièvre, ce qui, comme on le voit, entraverait, dans ces cas, les efforts salutaires de la nature.

anomale non fébrile, mais bien une fièvre bilieuse qu'il fallait rapporter aux notions que nous avons émises dans la première partie de cet ouvrage (*a*). Je ne veux parler ici que des mouvemens fébriles qui pouvaient avoir lieu pendant le cours d'une maladie bilieuse anomale non fébrile. L'on ne peut certainement nier qu'alors la nature bilieuse de la maladie était hors de doute. Mais comme il n'en était pas ainsi dans tous les cas, ni dès le début de la maladie, ainsi que l'aurait désiré le médecin, pour motiver dans l'esprit des malades la méthode antibilieuse mise en usage, il arriva qu'ils devinrent incrédules et indociles, et qu'ils négligèrent l'avis du médecin aussitôt qu'il considérait leur maladie comme de nature bilieuse. Je l'avais moi-même éprouvé si souvent, que j'essayai d'une autre méthode de traitement dont les malades se trouvèrent beaucoup plus mal, de manière que je repris

(*a*) *Finke* veut dire que les malades, après avoir éprouvé diverses incommodités, étaient pris de fièvre bilieuse ; ou, en d'autres termes, que la fièvre bilieuse était le plus ordinairement précédée par une maladie bilieuse anomale non fébrile, c'est-à-dire, une incommodité de nature bilieuse, et qui ne différait des prodromes ordinaires de la fièvre de ce nom, que par certaines apparences.

celle que j'avais abandonnée, ce qui confirma clairement que la même cause qui déterminait les fièvres bilieuses simples, occasionait aussi les maladies anomales non fébriles. Il est même arrivé bien des fois que, sans une coction préalable, aucuns moyens ne pouvaient être utiles, et que les laxatifs, donnés au commencement de la maladie, ne faisaient que l'augmenter. Il fallait absolument faire la médecine comme dans les cas de fièvre bilieuse; tous les remèdes ne devaient être en général que des digestifs, des sels, des acides, etc., enfin des laxatifs. C'est encore plus; car à cause de l'absence de la fièvre, c'est-à-dire de cet effort de la nature qui divise les parties visqueuses, qui atténue les humeurs épaisses, qui résout celles qui sont dans un état d'obstruction, ces maladies avaient besoin de médicamens plus énergiques et continués plus long-temps, pour amener la coction.

D'après ces détails, on voit évidemment que je n'ai point rapporté à cette classe de maladies les cas où *les yeux jettent feu et flamme*, comme par exemple ceux qui dépendent des affections vives de l'âme, et principalement de la colère, sur lesquelles *Gaubius* et *Zuchert* ont publié de bons ouvrages qui doivent être consultés.

En rapprochant toutes ces circonstances de l'épidémie, on ne sera point étonné qu'un grand nombre de personnes soient mortes de maladies bilieuses anomales dont on cherche inutilement le nom dans le relevé de ceux qui sont morts de la maladie bilieuse. En voici un exemple : Une femme qui passait pour être enceinte, éprouvait, au contraire, diverses incommodités occasionées par la bile. Je conseillai en conséquence des moyens qui n'eussent pu nuire si la grossesse avait eu lieu; mais on négligea mon avis. La toux, l'hémoptysie, la phthisie, survinrent, et enfin la mort.

J'ai, au contraire, remédié aux maux les plus graves, à l'hydropisie, à la céphalée, à l'hystérie qui provenaient de cette cause, par un traitement analogue, dont les malades admiraient la promptitude des bons effets.

Les signes précurseurs des maladies bilieuses anomales non fébriles étaient, pour la plupart, ceux dont nous avons formé le premier stade de l'épidémie. De plus, on observait souvent les symptômes que *Cœlius Aurélianus* énumère comme précurseurs du choléra; savoir : un sentiment de pesanteur, de tension rapportée à l'estomac; des anxiétés, des inquiétudes, des veilles, des rapports nidoreux, des nausées, une gêne dans la poitrine avec accablement des membres (1).

Quoiqu'il soit vrai que les maladies dont je vais parler incessamment n'aient pas été observées dans un autre temps que celui de l'épidémie que je décris, je ne doute cependant pas que de semblables maladies ne puissent se manifester dans d'autres temps et dans d'autres lieux (a).

Il y a quelques mois, qu'en me promenant à la campagne, j'eus occasion de voir un homme

---

(1) Vid. *Cælium Aurelianum*, Morb. acut. Lib. III, Cap. XX.

(a) Je ferai remarquer que si de semblables anomalies n'ont pas été décrites par les observateurs qui ont tracé les histoires que nous possédons de certaines épidémies, c'est que ces auteurs n'ont pas, comme *Finke*, observé d'aussi près les modifications dont est susceptible une maladie épidémique : il n'est pas douteux que, dans toute autre épidémie, on observerait des cas semblables à ceux que *Finke* a déjà rapportés, et dont il va continuer le récit. C'est vrai, à n'en pas douter, quoique bien peu d'auteurs autres que *Sydenham*, *Rœderer* et *Stoll*, aient donné à cet égard des détails d'une certaine étendue. Ceux que rapporte *Finke* sont fort précieux, car, abstraction faite de la masse générale des individus, qui est affectée à peu près de la même manière dans le cours d'une épidémie, il en est encore un grand nombre sur

qui avait une colique bilieuse avec tous les symptômes de notre épidémie : langue aride, sèche, recouverte d'un mucus bilieux, tenace ; soif considérable, envies continuelles de vomir. L'émétique n'avait point été prescrit ; le malade faisait usage de bols préparés avec l'extrait de camomille, la fleur de soufre et quelques grains de rhubarbe. Ce médicament, qui était certainement fort nuisible par lui-même, l'était aussi par son mode d'administration.

Il me reste à rappeler l'autorité des auteurs, et notamment celle de *Tissot*, qui ne parle cependant pas des fièvres bilieuses anomales d'une manière spéciale. S'il n'a pas observé de cas semblables, ou s'il n'a pu en noter plusieurs, on doit l'attribuer à la terminaison prompte de l'épidémie qu'il a décrite. Il dit néanmoins : On doit remarquer qu'une fièvre bilieuse ne se forme point en une heure ; la matière s'amassant peu à peu, les viscères sont obstrués, les fonctions du système digestif lan-

lesquels elle s'exerce selon certaines modifications dépendantes des circonstances individuelles, qu'il faut savoir apprécier pour ne pas perdre de vue le caractère principal de la maladie, et la méthode convenable de traitement.

guissent, la digestion est imparfaite, la nutrition l'est aussi; par conséquent, il ne se forme plus autant de sang, ce sang lui-même n'est plus aussi bien élaboré; il n'a d'autre vertu que celle de s'enflammer.

L'épidémie de Lausanne ne dura que pendant un an; c'est sans doute pour cela qu'elle n'a pu se présenter sous des formes aussi variées que celles de l'épidémie de Tecklenbourg.

Dinkgrève a soutenu, dans une dissertation inaugurale, publiée en 1772, la similitude du scorbut avec la fièvre putride. Il tire ses preuves des divers symptômes et effets du scorbut qui indiquent souvent un état de putridité, et qui ont beaucoup de rapports avec ceux de la fièvre putride elle-même; sauf cette différence que les symptômes qui se manifestent promptement, et pour ainsi dire ensemble dans la fièvre putride, n'ont lieu que lentement et successivement dans le scorbut. Pourquoi ce qui a lieu dans le scorbut ne pourrait-il pas arriver dans d'autres maladies?

De la Toux bilieuse.

De toutes les maladies bilieuses anomales non fébriles, la toux fut la plus fréquente. Elle avait lieu dans toutes les saisons de l'année et chez les individus de tous les âges. J'en ai observé cinq espèces pendant le cours de l'épidémie, mais une seule doit être rapportée à la classe des maladies bilieuses anomales.

La première était une toux sympathique qui n'avait lieu que pendant l'exacerbation de la fièvre.

La seconde était une toux symptomatique, plus grave que la première, qui n'avait point d'intermission, qui était seulement moins forte par intervalles.

La troisième espèce était accidentelle, comme lorsqu'un catarrhe survenait pendant le cours de la fièvre.

La quatrième était celle qui accompagnait la fièvre catarrhale bilieuse dont nous avons parlé plus haut.

La cinquième espèce était anomale ; elle avait lieu avec fièvre, et le plus souvent sans fièvre, et n'était pas toujours exempte de danger. Personne, en effet, ne pouvait long-temps en être affecté sans avoir besoin de prendre ses précautions (*a*).

(*a*) On pourrait appeler un cas de cette nature, *maladie bilieuse anomale*, si, quoique la cause soit dans l'estomac, elle ne se manifestait que par l'affection du larynx

Cette toux bilieuse différait de toutes les autres espèces de toux dont les auteurs ont traité jusqu'à présent. Ainsi, sans parler actuellement de la toux catarrhale et de celle des phthisiques, elle ne doit pas non plus être confondue avec la toux stomachique ni avec la toux convulsive. La première augmente seulement après le repas, et ne règne point d'une manière épidémique ; la toux convulsive augmente les jours alternatifs, elle a lieu par paroxysmes pendant lesquels le vomissement survient ; elle est presque particulière aux enfans, et, une fois guérie, elle n'a plus lieu, si l'on doit en croire *Rosen*. Elle doit encore bien moins être comparée à la toux bilieuse qui accompagne souvent la fièvre bilieuse, et qui est sujette aux récidives.

Enfin, on va voir par la description de cette espèce de toux, qu'elle diffère également,

---

ou celle des bronches seulement ; mais, comme avec cette toux avaient lieu ordinairement les symptômes du premier stade de l'épidémie, et qu'ensuite le cas arrivait sous l'influence de la constitution épidémique, il rentrait dans la classe des maladies compliquées, et n'offrait d'autre *anomalie* que celle de s'écarter de la marche générale de l'épidémie, par suite de cette détermination vers le thorax.

et par sa cause et par ses symptômes, de la toux épidémique dont *Sydenham* rapporte l'histoire (1).

Elle a beaucoup de ressemblance avec la toux vermineuse dont parle *Van den Bosch* (2). Quoique je n'ose affirmer que la puissance animée n'a pas été lésée dans quelques cas, je peux dire cependant que cela arrivait rarement, et même que le plus souvent on ne trouvait aucune trace de vers dans les intestins.

En général, les malades regardaient cette toux anomale comme un catarrhe qu'ils cherchaient à adoucir par les diaphorétiques qui augmentaient l'intensité de la maladie. Dans le commencement, ils éprouvaient une sensation incommode de pression, d'embarras autour de l'épigastre; survenaient ensuite la tension des hypocondres, une douleur rapportée surtout à l'hypocondre droit, que *Van den Bosch* avait aussi remarquée dans son Épidémie vermineuse (3). Lorsque le côté droit était lésé, la douleur se fixait dans la région de la vésicule biliaire, et devenait, parfois,

(1) Epist. responsor. p. 194.

(2) Vid. loc. cit.

(3) Loc. cit. p. 123.

si vive, que les malades pouvaient à peine la supporter, si ce n'est à l'aide d'une pression très-forte exercée sur l'endroit douloureux. Lorsque, en effet, les assistans exerçaient cette pression avec leurs mains, et de toutes leurs forces, sur l'endroit douloureux, ou lorsque les malades appuyaient fortement l'hypocondre sur un corps dur et résistant, comme sur une table, par exemple, non-seulement la toux s'apaisait plus facilement et plus promptement, mais encore les malades éprouvaient beaucoup moins de douleur. Le paroxysme achevé, ils n'en éprouvaient plus aucune, et la respiration était tout-à-fait libre.

Chez certains malades, c'était cependant le côté gauche qui était douloureux. Les symptômes qui avaient lieu étaient la débilité, la mollesse, quelquefois la fréquence du pouls; la toux était sèche ordinairement, et dans quelques cas avec expectoration d'un peu de mucosité; certains malades expectoraient des crachats cuits, bilieux, qui terminaient la maladie. Le vomissement était rare, mais quand il avait lieu, et quand il produisait l'expulsion d'une certaine quantité de bile, il était alors salutaire. Plusieurs malades éprouvaient des nausées, une saveur fade ou légèrement amère; la langue était comme nous l'avons décrite plusieurs fois. On observait en outre la plupart des symptômes du premier stade de l'épidémie, principalement la constipation opiniâtre, non-seulement chez les vieillards, mais aussi chez les enfans; l'appétit était variable; il était nul chez quelques-uns, lorsque d'autres éprouvaient une véritable voracité. La durée de la maladie offrait aussi certaines variétés : elle était longue et pénible chez les vieillards, chez ceux qui suivaient un mauvais régime, et dans les cas de complication avec toute autre maladie; elle était légère et de courte durée chez les enfans, lorsqu'il survenait un vomissement bilieux ou une diarrhée bilieuse. La maladie ne paraissait aucunement assujettie à la saison de l'année; je l'ai observée à peu près en tout temps, et sans qu'il existât de cause actuelle qui pût supprimer la transpiration. Elle régnait quelquefois épidémiquement, et offrait différentes complications.

On doit rapporter, comme des symptômes rares de cette maladie, la soif qui, selon la remarque d'*Hippocrate*, et d'après l'expérience la plus répétée, n'a point lieu dans les autres espèces de toux; ensuite les veilles, la surdité, une grande anxiété, des stries de sang rejetées par l'expectoration, sans qu'il existe phlegmasie.

Lorsque la maladie était mal traitée, l'oppression survenait, soit à cause d'une inflammation dont on n'avait d'abord vu aucun indice, soit par la métastase sur le poumon d'une matière tenace, visqueuse, et même purulente (*a*), ou enfin parce que la fièvre lente avait lieu ; dans ces cas, la maladie prenait un caractère tout-à-fait étranger à son caractère primitif, et qui était d'autant plus dangereux qu'on n'appréciait que trop tard sa gravité. Je regrette encore le père d'une nombreuse famille qui fut victime de cette ignorance.

D'après ce qui vient d'être dit, on voit bien qu'il a fallu suivre une méthode relative aux circonstances, et que dans ces derniers cas, dont nous venons de parler, il fallait avoir recours, tantôt à la saignée, aux vésicatoires, aux moyens qui provoquent l'expectoration, etc. Mais pour le moment, je ne parlerai point de ces maladies consécutives, et je

---

(*a*) J'ai vu récemment une femme enceinte de six mois, rejeter par la toux une grande quantité de matière purulente. Il n'y avait eu précédemment ni fièvre, ni toux; je me rappelle seulement que, quelques mois auparavant, ayant eu occasion de voir cette femme, j'avais reconnu qu'elle couvait une fièvre bilieuse, et que je lui avais donné un conseil qu'elle n'avait pas suivi.

vais exposer, d'une manière succincte, le traitement convenable à la toux bilieuse.

Le plus ordinairement, il fallait d'abord commencer par l'émétique. J'ai obtenu d'un vomitif ce que j'avais inutilement espéré des digestifs et des laxatifs. Quelquefois cependant on pouvait omettre d'administrer ce médicament lorsque la matière bilieuse occupait les régions inférieures du ventre. Je négligeais les médicamens expectorans qui lèsent souvent l'estomac, comme les huileux et les corps sucrés, à l'exception du miel, quoique *Sanctorius* l'improuve, pour donner les digestifs, les salins, les acides et les doux laxatifs. A ces moyens j'ajoutais, selon les cas, l'extrait amer, celui de fénouil, l'oxymel scillitique, le soufre doré d'antimoine obtenu du troisième précipité, quelquefois aussi le calomélas. Les décoctions ou les infusions pectorales, ne furent d'aucun secours. Les malades atteints de l'épidémie bilieuse ne pouvaient supporter les boissons chaudes, quelle que fût la variété de la maladie dont ils étaient atteints. L'eau froide, au contraire, pure ou avec du vinaigre, les désaltérait fort bien.

Il fallait user des mêmes moyens autant de temps que la langue était chargée.

Cette espèce de toux ne demande point

des médicamens recherchés : on la guérissait au contraire, fort souvent, à très-bon compte, comme, par exemple, avec la crème de tartre.

Il est donc bien évident que cette toux était de nature bilieuse ; c'est par l'intermède des nerfs que les poumons sont irrités par l'acrimonie de la bile. Ce que j'ai dit à cet égard, je vais encore le prouver en rapportant l'exemple singulier d'une surdité qui a commencé et fini avec une toux bilieuse.

Un homme de soixante-huit ans, d'un tempérament bilieux mélancolique, livré à une vie active, qui suivait un assez bon régime quoiqu'il fît trop usage d'alimens gras, et qui avait déjà éprouvé deux ans auparavant une toux bilieuse, en éprouva encore une seconde qu'il chercha, mais en vain, à faire cesser par des médicamens diaphorétiques et sudorifiques, dont il n'avait cependant pas fait usage pour la première. La toux fit chaque jour des progrès sous l'influence de ce traitement, et enfin le malade devint sourd tout à coup. Il n'éprouvait aucun soulagement en toussant ; il passait des nuits inquiètes, était constipé, avait soif, éprouvait une saveur fade et amère, beaucoup de gène dans l'hypocondre gauche où il sentait une douleur qui, dans la maladie précédente, avait occupé l'hypocondre droit, et qui avait des paroxysmes violens dont le malade souffrait beaucoup. Il n'y avait point de mouvemens fébriles ; on ne voyait non plus aucun symptôme d'inflammation. De temps en temps le mal était si fort, qu'on ne pouvait le calmer par aucun des moyens ordinaires, soit externes, soit internes, et que le malade en était tout accablé. Enfin, cet état durait depuis quelques semaines lorsqu'on commença à mettre en usage les digestifs et les laxatifs ; le malade prit en quantité des boissons froides, acides ; il est à peine possible de dire combien il fallut de médicamens pour résoudre et mobiliser la matière visqueuse qui fut enfin expulsée. Après que le malade eut ainsi rendu une grande quantité de matière bilieuse, la douleur et la surdité cessèrent immédiatement. En cette occasion fut encore confirmé cet aphorisme du père de la médecine : *Les déjections bilieuses cessent lorsque la surdité survient, et lorsque la surdité existe, elle cesse dès qu'il survient des déjections bilieuses* (1).

En comparant ce fait avec le cas particulier de toux que *Baldinger* a dernièrement fait connaître dans son journal, on verra qu'il y a beau-

(1) Aphor. IV. 28.

coup de rapports entre ces deux exemples, dont l'événement a d'ailleurs été différent.

De l'Orthopnée bilieuse.

L'orthopnée bilieuse est une maladie qui a beaucoup de rapports avec la précédente. Je l'ai observée chez les vieillards, les femmes en couches (1), et chez quelques Juifs après la fête de Pâque. Elle est souvent la suite d'une toux bilieuse dont le traitement a été mal entendu, comme nous l'avons dit plus haut; elle avait lieu aussi sans que la toux eût existé auparavant. Ceux qui étaient atteints de cette affection avaient la respiration gênée par une matière visqueuse bilieuse provenant des premières voies, qui engouait le poumon; la respiration était gênée au point que les malades étaient obligés d'avoir la tête élevée dans le lit pour prévenir les anxiétés. Quoique de temps en temps ils rejetassent des matières cuites, le plus souvent cependant ils n'expectoraient qu'un peu d'écume, qui se renouvelait à mesure dans la bouche. Lorsqu'ils rendaient des matières qui avaient subi la coction, elles étaient jaunes,

---

(1) *Aretée* de Cappadoce dit que les femmes sont plus sujettes que les hommes à cette maladie. Lib. I, Cap. XI.

vertes, et mêmes noires. Certains symptômes annonçaient la lésion simultanée des régions sous-diaphragmatiques, et notamment celle du ventricule; aussi je me suis rarement abstenu de prescrire l'émétique; je l'ai même fait administrer quelquefois à des femmes enceintes, avec un tel succès; que le danger le plus imminent cessait aussitôt. Voici quelle était la formule la plus convenable :

℞. Poudre d'ipécacuanha, gr. xv-xx.
Eau émétique (1), ℥ß, ʒvi.
Soufre doré d'antimoine du troisième précipité, gr. ij.
Oxymel scillitique, ℥ß.

pour prendre par cuillerées à chaque demi-heure jusqu'à ce que le vomissement ait lieu. Je connais un grand nombre de malades qui ont été guéris par cette préparation.

Dans les cas les plus légers, j'ai prescrit la crème de tartre avec le soufre doré d'antimoine, dont j'ai déjà parlé, auxquels on joignait, dans l'occasion, l'extrait de taraxacum, la gomme

---

(1) L'eau émétique dont *Finke* faisait usage, était composée avec

℞ Émétique..... gr. j.
Eau commune. ℥ j.

ammoniaque, la racine de scille dont on formait des pilules; la gomme ammoniaque dissoute dans le vinaigre, fut également utile en quelques cas; mais on ne devait jamais omettre les digestifs, ni les laxatifs eccoprotiques; ceux qui sont agréables à l'estomac, comme un vin médicamenteux qui purge tout doucement, n'étaient pas moins utiles.

La maladie mal traitée se terminait par une mort subite, ou bien excitait d'autres maladies, comme, par exemple, une hydropisie.

De l'Enrouement bilieux.

L'enrouement était un symptôme très-familier de la fièvre bilieuse, de la fièvre scarlatine, ou de l'orthopnée dont nous venons de parler. Quelquefois cependant je l'ai vu exister comme effet d'une cause bilieuse, et indépendamment de toute complication ou d'aucun autre symptôme. C'est dans ce dernier cas seulement qu'il était une maladie bilieuse anomale.

Les individus qui étaient plus particulièrement sujets à cette maladie, étaient des hommes adonnés au vin. Le mal était assez promptement soulagé chez les autres personnes qui en étaient affectées; mais chez celles-là, il ne fut point exempt de tout danger. Cette espèce d'hommes oubliant ces paroles de *Plutarque* (1), *que la force est louable, mais qu'elle est facilement altérée par la maladie*, n'est point facilement abattue par des maladies légères, et néglige toujours celles qu'elle n'a pas beaucoup de peine à supporter. Par la suite, il arrivait de là ce qui devait avoir lieu en effet, que par des circonstances dont je ne parlerai pas ici, l'orthopnée, et même la phthisie, survenaient pour avoir négligé cet enrouement.

La nature bilieuse de cette maladie ne peut être méconnue aux symptômes suivans : Sécheresse de la bouche, soif, sentiment de mordication autour de la région épigastrique ; langue sale et bilieuse ; le ventre était dérangé comme dans toutes les autres variétés de la maladie qu'a présentées l'épidémie ; dans celle-ci, il était trop resserré. Les moyens à employer étaient ceux dont j'ai déjà loué les vertus. J'ai vu un cas d'enrouement qui durait depuis plusieurs mois, qui résistait à tous les médicamens, et qui fut guéri immédiatement après un émétique. Un homme de quarante ans, impatienté par la longueur de sa maladie, prit de

---

(1) Robur laudabile quidem, sed morbo facilè corruptibile (*Plutarch.*, de libr. Educat. Cap. VIII).

son propre mouvement, et au risque de ce qui pouvait arriver, un émétique qui lui fit rendre de même une matière mêlée de beaucoup de bile.

Du Hoquet bilieux.

On observe fréquemment le hoquet pendant le cours des fièvres bilieuses; il a lieu aussi quelquefois dans l'hépatite, et devient alors d'un mauvais pronostic, ainsi que le fait remarquer cet aphorisme d'*Hippocrate* : « Le hoquet occasioné par une inflammation du foie est d'un mauvais présage ».

Il est une autre espèce de hoquet qui succède à la fièvre bilieuse, qui n'est que les suites de la saburre dont le séjour autour de la vésicule du fiel simule une inflammation du foie.

Le hoquet anomal ne diffère guère du cas précédent, si ce n'est par cette différence que la cause est cachée, et qu'il n'y a point de fièvre.

D'ailleurs, la sécheresse de la bouche, la soif, le goût d'amertume, une sensation incommode autour de l'épigastre, la constipation, faisaient assez connaître la nature de la maladie.

Dans le traitement, il fallait donc mettre en

usage les moyens propres à mobiliser la bile, et dont j'ai déjà parlé plusieurs fois.

Je n'ai point vu de cas plus fâcheux de cette maladie que celui d'une femme qui était enceinte de huit mois, et chez laquelle le hoquet dura pendant douze jours et douze nuits sans discontinuer.

Elle ne prit d'autres médicamens que des sels, des acides, et ensuite une décoction de tamarins, et par ces moyens elle fut non-seulement rétablie, mais elle accoucha ensuite à terme, fort heureusement (*a*).

(*a*) Je ne regarde point ce fait comme concluant en faveur des médicamens que recommande *Finke* en pareille occasion. Il en serait ainsi s'il racontait que la maladie durait depuis huit ou neuf jours, sans recevoir aucun amendement de l'usage des moyens employés jusqu'alors, et qu'enfin elle cessa dès qu'on en fut venu au traitement général de l'épidémie, approprié à la circonstance; mais il n'en est pas ainsi : *Finke* dit que la maladie dura obstinément pendant douze jours et douze nuits, sans discontinuer. Sans doute qu'on avait déjà perdu du temps à employer différens moyens, quand on en vint aux sels, aux acides, aux tamarins, etc.; car autrement ce fait ne serait pas, je crois, en faveur de l'application du traitement de l'épidémie au cas particulier dont nous venons de parler.

De la Salivation par cause bilieuse.

Junker et *Hecker* ont traité dans une dissertation particulière des diverses causes de la salivation spontanée, de son efficacité dans certaines maladies, de ses effets nuisibles et de son traitement (1). On trouve rapporté dans cette dissertation, ce qu'ont vu plusieurs hommes célèbres, relativement à la salivation spontanée qui survient dans le cours de certaines maladies. Ainsi, sans parler de la variole, de quelques fièvres intermittentes, ni de l'hypocondrie, je dirai que le ptyalisme a été observé par *Ronseus* dans le scorbut, ainsi que le rapporte *Haller* (2); par *Huxham* dans la fièvre lente nerveuse (3), et par *Van den Bosch* dans une épidémie vermineuse. Le célèbre *Haller* croit même que les obstructions des glandes et celles du foie peuvent être dissipées par cette voie, lorsqu'il existe en même temps une fièvre intermittente qui préserve quelquefois de bien d'autres maladies.

Sans m'arrêter à la considération de chacun

(1) Halæ, 1768.

(2) Elementa Physiologiæ, tome VI, page 58.

(3) Opera Physic.-med. II, p. 8.

de ces objets, je passe à l'histoire de la salivation causée par la présence d'une matière bilieuse dans les intestins, que les auteurs n'ont pas assez détaillée pour qu'on puisse la regarder comme un effet salutaire ou nuisible; la salivation arrive de différentes manières pendant le cours des fièvres bilieuses : elle peut se manifester au commencement de la maladie, et alors elle est un signe que la crudité sera fort intense, ou bien à la fin, et alors elle soulage la maladie en enlevant une partie de sa cause.

Tous ces cas de salivation ne sont pas encore la salivation anomale, celle dont nous devons nous occuper. Celle-ci est beaucoup plus abondante, et épuise le corps sans diminuer aucunement la cause de la maladie; elle ne doit pas être considérée comme une évacuation critique ou salutaire. L'exemple que je vais rapporter en est une preuve :

Un homme de soixante ans, qui ne ménageait point sa santé et qui avait une hernie, éprouva une forte colique et des vomissemens bilieux, en même temps que ses voisins étaient pris de la fièvre épidémique. D'abord, il reçut un clystère; ensuite, on lui prodigua différens moyens d'usage contre la colique. Le vomissement ne cessant pas, et comme il était évident qu'il ne provenait point de la hernie, on donna un émétique qui fit vomir beaucoup de bile, et la douleur s'apaisa; le malade ne prit plus autre chose. Quelques jours plus tard survint une sputation continuelle; et comme la langue était chargée, je prescrivis au malade l'usage des digestifs : à peine l'eut-il commencé, que la salivation diminua; je lui conseillai donc de continuer, mais il s'y refusa. La salivation ne tarda pas à reparaître, et comme l'appétit diminuait chaque jour, le malade se décida alors à reprendre les digestifs avec la rhubarbe; la salivation cessa de nouveau. Enfin, pour la troisième fois, il supprima encore trop tôt les moyens que je lui avais indiqués; la salivation recommença de même pour la troisième fois, et ne put dès-lors être guérie par aucun moyen; elle devint excessive; le malade rendait une livre et demie de salive chaque jour, ce qui épuisa ses forces en peu de temps; la toux survint, et ensuite le tabès dont il mourut. Tous ces accidens, ainsi que leur suite funeste, auraient pu être prévenus s'il eût suivi mes conseils.

Galien rapporte un exemple à peu près semblable au précédent : un homme eut tout à coup une expectoration abondante d'une humeur dont la couleur ressemblait beaucoup à celle de la bile. Elle tenait le milieu entre le jaune et le pâle (dans le cas dont j'ai rapporté l'histoire, le fluide était pâle), mais n'avait aucune âcreté. Cette salivation fut chaque jour en augmentant; ensuite une légère fièvre se développa et produisit le tabès (1). *Prosper Alpin*, qui cite ce fait, ajoute avoir vu un cas semblable qui dura six mois, et un autre qui dura davantage. A l'occasion du premier, il ne parut pas d'abord qu'il y eût du danger, mais ensuite le malade en fut très-affecté (2).

De la Stupeur paralytique d'un pied, par cause bilieuse.

Schrœder et *Koch* ont démontré avec beaucoup de talent et de lumières que l'état de l'épigastre pouvait produire bien des maux, et même l'apoplexie (3). Le grand *Boerhaave* avait déjà traité cette question (4), à laquelle

---

(1) *Galen.* in Libr. IV, de loc. affect.

(2) *Prosper Alpin.* De Præsagiendâ vitâ et morte, p. 520.

(3) Dissert. de Apoplexiæ ex præcord. vitiis origine. *Gotting.* 1767.

(4) Consult. med. p. 65.

le célèbre *Van-Swieten* a rattaché plusieurs exemples (1).

Baglivi a aussi fait voir que la matière atrabilaire pouvait devenir cause d'apoplexie, dans l'histoire qu'il a recueillie et publiée sur la maladie de *Malpighi* (2).

Puisque l'origine des nerfs de l'encéphale n'est point à l'abri de l'action nuisible de la bile, on ne doit pas être étonné que des parties plus éloignées de la tête, que les nerfs dont l'origine commence aux régions abdominales, ne soient pas tout-à-fait à l'abri de son action.

Je vais d'ailleurs appuyer cela d'un fait particulier, que j'ai observé en 1778 sur une femme de soixante ans, qui avait jusqu'alors joui d'une bonne santé.

Cette femme sort de chez elle pour aller puiser de l'eau dans une fontaine qui était proche de sa maison. Elle se penche un peu et ploie le genou pour remplir son verre; elle veut ensuite se relever, mais elle ne peut.... Effrayée de sa position, elle appelle du secours; les passans, voyant qu'elle ne pouvait se sou-

---

(1) Commentar. tom. III, p. 264.

(2) *Baglivi*, Opera, p. 681.

tenir que sur un pied, la mettent sur une chaise et la portent chez elle. La malade éprouve d'abord dans cette partie une douleur violente, qui diminue assez promptement après la saignée, l'application de fomentations émollientes, et une infusion de fleur de sureau; mais la stupeur et la paralysie persistent; bientôt le membre inférieur commence à se tuméfier et à devenir froid. Dans cet état de choses, un chirurgien met inutilement divers moyens en usage. Lorsque je fus demandé, je prescrivis différentes mixtures antispasmodiques, une infusion d'arnica; je fis appliquer des épispastiques, ne soupçonnant pas que la cause de la maladie pût être bilieuse; mais tous ces moyens furent sans effet. Alors je m'appliquai davantage à la recherche de la cause de la maladie : voyant donc que la malade éprouvait des anxiétés, de l'inquiétude, une soif intense; que la langue était sale, qu'il y avait tension du ventre, constipation, etc.; apprenant encore qu'il y avait eu dans la maison plusieurs personnes atteintes de la fièvre bilieuse, et qu'il y en avait une encore qui en était affectée, je n'hésitai point à considérer la paralysie du pied comme une maladie bilieuse anomale, c'est-à-dire, comme l'effet de la présence d'une matière bilieuse dans les intestins. Dans cette supposition, je changeai la méthode de traitement pour appliquer au cas actuel celle dont j'avais fait usage pendant le cours de l'épidémie. Je supprimai donc le lait et la viande dont la malade faisait ses délices, pour prescrire les digestifs salins de nature acide ; ensuite elle fit usage, pendant quatorze jours, de médicamens eccoprotiques, auxquels on joignit plus tard les roborans, et qui procurèrent des déjections bilieuses considérables. La malade fut à peine délivrée de cette matière acrimonieuse, que le sentiment et le mouvement se rétablirent peu à peu dans le pied à l'aide de frictions sèches ; ensuite, par l'usage du kina, la débilité générale se dissipa peu à peu jusqu'au rétablissement de la santé, dont la malade jouit dans ce moment.

Des Anxiétés anomales bilieuses.

Lorsqu'on verra que je traite en particulier des anxiétés précordiales, on pensera peut-être que ce n'était pas nécessaire, et que les détails que j'avais donnés sur ce sujet dans la première partie de cet ouvrage, pouvaient suffire. Je répondrai à ceux qui pensent ainsi, que la nature présentant beaucoup de variétés dans la production des maladies, il faut nécessairement que leur histoire comprenne chacune de ces variétés. Ce principe a été développé bien des fois dans le cours de cet ouvrage ; je vais encore, en cette occasion, ajouter à ce que j'ai dit à cet égard. Pendant le cours de l'épidémie, j'ai vu souvent certains malades éprouver des anxiétés si fortes et des sujets d'inquiétude tellement inexplicables, que, quoique d'ailleurs ils fussent bien portans et aptes à continuer leurs occupations, ils auraient cependant préféré la mort plutôt que de supporter une situation pareille. Un paysan âgé de cinquante ans, qui éprouvait des anxiétés déchirantes, se coupa le cou, et courait ensuite la campagne en perdant tout son sang, et en fuyant, autant que possible, les regards d'autrui. Après avoir usé de supercherie pour le prendre, on le confia à mes soins. Ayant vu que la cause était celle de l'épidémie régnante, je ne prescrivis d'autres médicamens que les mixtures salines d'usage, auxquelles je fis ajouter quelques grains de tartre émétique ; et il ne fut plus besoin d'autre chose. Dans d'autres cas, le mal ne fut pas si grave, surtout lorsque les malades s'abstenaient d'alimens crus, venteux, des boissons chaudes et des affections vives de l'âme. La principale incommodité était la tuméfaction des hypocondres ; j'ai vu aussi le ventre devenir dur et gonflé comme dans la tympanite ; quelques malades avaient de la peine à uriner, d'autres en avaient pour aller à la garde-robe, et quelques-uns éprouvaient de la gene pour respirer.

Certains malades avaient beaucoup de penchant à se mettre en colère, et d'autres à se livrer à la plus grande tristesse. Il n'y avait point de sommeil, ou du moins il était fort agité.

Quant au pouls, pendant le paroxysme, il était très-variable ; grand dans certains cas, il était débile dans d'autres. La saignée demandait beaucoup d'attention, ses effets étaient fort incertains ; elle n'apaisait point l'irritation qu'éprouvaient les malades. La maladie avait cela de particulier, qu'elle affectait spécialement les hommes les plus robustes, et qu'on pouvait quelquefois la supporter pendant quelque temps sans danger. Mais lorsqu'elle dépendait de la matière putride, l'événement était douteux, et l'on peut dire avec *Prosper Alpin*, que toute agitation est généralement mauvaise, mais que celle qui provient de l'estomac, quoiqu'elle soit également mauvaise, n'est cependant jamais par elle-même un signe certain dont on puisse tirer un pronostic relatif à la vie ou à la mort des malades. Lorsque la maladie durait depuis quelque temps, et que la face maigrissait, que la respiration commençait à être gènée, comme je l'ai vu une fois sur un Juif, alors la mort survenait par suite de l'état de putridité qui existait dans le corps (1).

D'ailleurs la maladie, lorsqu'elle n'était pas traitée, se transformait en fièvre bilieuse, se changeait en manie, en tympanite, ou enfin en hydropisie. Elle changea souvent de caractère chez un jeune homme : la fièvre bilieuse succéda aux anxiétés; à la fièvre bilieuse succéda la manie, et enfin, au bout de quelques semaines, la surdité survint et le malade fut guéri. Quant à ce que j'aurais à dire sur les anxiétés occasionées par une matière qui séjourne autour de l'épigastre, les docteurs les plus éclairés de la médecine en ont dit assez à cet égard; je crois d'ailleurs n'avoir pas besoin d'ajouter ici des preuves démonstratives; il me reste seulement à faire voir que dans ces cas il n'y avait point de fièvre, et c'est ce que je démontrerai suffisamment par l'exemple suivant, sans ajouter aucune discussion.

Au mois d'avril de l'année 1778, un homme

(1) De Præsagiendâ Vitâ et Morte, p. 168.

âgé de cinquante-deux ans, d'une constitution robuste, qui jusqu'alors avait joui d'une bonne santé, me consulta pour des anxiétés précordiales très-fortes et une légère toux. Comme le malade n'avait éprouvé aucun de ces symptômes avant la mort de son épouse, qui avait succombé aux suites de la maladie épidémique, et dont la perte lui causait beaucoup de regrets, il avait cru devoir attribuer les symptômes qu'il éprouvait à un ulcère commençant du poumon. Il avait inutilement employé, dans cette idée, la saignée et divers autres médicamens; et lorsque je le vis, il était disposé à se faire saigner une seconde fois.

Ne voyant ni dans les signes commémoratifs, ni dans l'état actuel du malade, aucun symptôme de l'ulcération du poumon (car il n'y avait point eu d'inflammation préalable, point de frisson, point de mouvemens fébriles, etc.), je commençai à supposer une autre cause des anxiétés que le malade éprouvait, et je pensai que la même cause qui avait été funeste à la femme, était aussi celle des symptômes dont le mari se plaignait. J'en fus même convaincu lorsqu'il me dit qu'il n'allait point à la garde-robe, et qu'il éprouvait des envies de vomir. Je le dissuadai donc aussitôt de se faire saigner, et je lui prescrivis un émétique qu'il promit de prendre ; mais craignant encore d'avoir un ulcère latent du poumon, il prit seulement la moitié de la dose prescrite, qui produisit à peine des nausées. Après avoir dissipé ses craintes, je lui prescrivis encore de prendre la dose entière les jours suivans, et il y était décidé : mais qu'arriva-t-il? Pendant la nuit le malade fut éveillé, il éprouva des nausées, et rejeta, à plusieurs reprises, une grande quantité de matière bilieuse. Le lendemain matin, après une nuit tranquille, il se sentit soulagé et presque guéri. Les rêves lui furent plus heureux qu'à *Publius Cornelius Rufus* qui, au rapport de *Pline*, perdit la vue au moment où il rêvait que ce malheur lui arrivait (1); comme aussi, s'il eût eu une vomique, comme il le croyait, il n'eût sans doute pas été aussi heureux que *Pheræus Jason* qui, étant abandonné des médecins, fût tout à coup guéri par une vomique.

Dans ce cas dont je viens de faire l'histoire, la matière morbifique se trouvait déjà, pendant la crudité, pour parler comme *Tissot*,

(1) Loc. cit. p. 28.

au-dessus de l'évacuation ; dans les cas ordinaires, au contraire, *elle était au-dessous de l'évacuation* (a).

Des Hémorragies par cause bilieuse.

Marcardus rapporte (1) que l'illustre *Schrœder*, professeur célèbre en médecine, disait

---

(a) Comme *Tissot* énonce une grande vérité par une antithèse dont l'expression peut offrir quelques difficultés, je vais donner une explication sur ce passage, que l'on retrouvera d'ailleurs ici avec plaisir, car il peut avoir des applications bien utiles en pratique : dans le dernier cas dont parle *Finke*, la matière morbifique, pendant la crudité de la maladie, se trouvait déjà *au-dessus de l'évacuation*, c'est-à-dire, qu'elle était cuite au-delà du point nécessaire pour être évacuée, et qu'elle sortit spontanément. Dans les cas ordinaires, la matière morbifique se trouve, au contraire, pendant la crudité, *au-dessous de l'évacuation ;* c'est pourquoi il est nécessaire de lui faire subir une coction préalable avant que de chercher à l'expulser par un vomitif. Lorsque la matière se trouve déjà, pendant la crudité, au-dessus de l'évacuation, il n'arrive pas toujours qu'elle sorte spontanément ; et, dans ces cas, l'on ne doit point l'évacuer aussitôt, mais bien émousser d'abord sa trop grande activité par des délayans que certains auteurs nomment alors *incrassans* ou *inviscans*, à raison de l'intention dans laquelle on les prescrit.

(1) Vid. Dissert. examin. rigor. malign. Febr. *Götting.* 1770.

dans ses leçons, qu'il était persuadé, d'après son expérience, que la cause de plusieurs hémorragies était un embarras bilieux des premières voies, ou toute autre stase dans les viscères des hypocondres, qui occasionait des contractions spasmodiques, et que, lorsqu'il existe évidemment embarras gastrique, surtout avec fièvre, s'il survient une hémorragie, on doit la considérer comme causée en partie, ou uniquement par cette surcharge des premières voies. Cet auteur a cherché aussi à confirmer cette persuasion de *Schrœder*, par l'exemple d'une femme qui, pendant qu'elle était atteinte d'une fièvre bilieuse, fut prise d'une hémorragie utérine, quoiqu'elle approchât beaucoup de l'âge critique. L'épidémie de Tecklenbourg m'a présenté de nouveaux faits de même nature, à l'appui de cette opinion d'un médecin fort éclairé : pendant le cours de la constitution épidémique, les hémorragies antérieures reparurent; celles qui provenaient d'autre cause eurent plus d'intensité; il y en eut aussi qui dépendaient de la même cause que la maladie épidémique. Les règles en éprouvèrent surtout beaucoup d'altération : tantôt supprimées, tantôt augmentées, elles anticipaient aussi quelquefois. Je dois également faire remarquer que bien des fois la fièvre bilieuse se développa pendant le cours des règles. J'ai déjà parlé des vomissemens de sang, ainsi que des hémorragies du nez symptomatiques ; je vais actuellement traiter des hémorragies anomales ; mais je ne parlerai que des cas rares, comme de l'hémoptysie, de l'hématurie, des hémorroïdes. Je préviens seulement que j'en ai vu d'autres. Ainsi je fus une fois appelé pour une hémorragie utérine très-considérable, qui avait lieu sans aucun mouvement fébrile, et que je ne pus attribuer qu'à une cause bilieuse. J'agis en effet dans cette idée, et la malade fut incessamment rétablie.

De l'Hémoptysie par cause bilieuse.

L'hémoptysie bilieuse affectait surtout les personnes irascibles.

Parmi plusieurs maladies de cette nature, je rapporterai celle d'une femme juive, qui présente quelques particularités dignes d'attention.

Cette femme, âgée de trente-deux ans, mère de six enfans, et qui était très-colère, vint me consulter avant que d'avoir cette hémoptysie ; elle éprouvait alors une toux sèche et une grande oppression, qui avaient succédé à une pleuro-péripneumonie fausse ; ne sachant point qu'il y eût de foyer bilieux, je ne vis qu'une vomique latente, et toutes mes dispositions furent en conséquence. Je prescrivis donc des espèces pectorales et émollientes en boisson théiforme; l'estomac ne pouvant les supporter, elles étaient rejetées par le vomissement, et les anxiétés augmentaient. Je variai les médicamens, et la malade ne put encore les supporter. Bientôt elle expectora une matière purulente mêlée de sang, et dès-lors, elle eut une hémoptysie habituelle considérable. Après avoir inutilement employé divers moyens tempérans contre cette cruelle maladie, voyant qu'elle faisait néanmoins chaque jour des progrès, je fis part de son histoire au docteur *Fein*, médecin célèbre d'Osnabruck, qui m'a souvent aidé de ses conseils dans les cas difficiles, et qui, en cette occasion, prescrivit une mixture tempérante dans laquelle le nitre entrait à dose purgative: la malade éprouva d'abord quelque mieux-être de l'usage de ces moyens; mais incessamment la maladie augmenta de nouveau, et l'hémoptysie devint surtout plus considérable. Elle fut cependant calmée de nouveau par l'usage de l'esprit de vitriol et du sirop diacode approuvés par le docteur *Fein*; mais comme elle reparaissait encore de temps en temps, je pensai que la cause du mal devait être profonde. Je ne devais certainement pas la chercher long-temps ni fort loin, car la matière bilieuse existait évidemment dans la maison. La mère de la malade en avait été atteinte quelques semaines auparavant, et quatre de ses enfans en étaient atteints dans le moment. La malade offrait d'ailleurs elle-même divers indices de surcharge stomacale; la langue était noire, recouverte d'un enduit muqueux, très-tenace, que l'on ne pouvait enlever en raclant la langue; la malade éprouvait des efforts continuels de vomissement, et les matières vomies étaient mêlées de bile verte; quoiqu'on sollicitât les déjections par des clystères et une teinture de rhubarbe, le ventre était néanmoins resserré, etc. D'après ces observations, je prescrivis une mixture de tamarins et de nitre qui relâcha le ventre au bout de quelques jours; cependant, la langue restait toujours noire, l'hémoptysie continuait, ce qui était un indice que la matière bilieuse, très-tenace, qui existait dans les premières voies, ne pouvait être résoute que par des sels, et me détermina à employer le calomel. Avant d'en venir à ce dernier moyen, j'en tentai encore inutilement divers autres.

La malade prit donc une poudre composée

de deux grains de calomel mêlés avec quinze grains de nitre et autant de rhubarbe ; elle prenait ce remède le matin avec une mixture tempérante dans le courant de la journée ; comme elle n'en éprouvait aucune incommodité, je conseillai qu'elle continuât pendant quelques jours. Après ce court intervalle, je la trouvai beaucoup plus tranquille ; elle ne crachait plus de sang, et elle me dit avoir rendu par les selles une matière tenace d'une odeur très-fétide. La langue commençait également à se nettoyer. On continua le même moyen, qui procura des déjections bilieuses considérables, qui amenèrent le rétablissement des forces ; la langue redevint nette, l'hémoptysie ne reparut plus, et enfin les règles arrivèrent au bout de quelques semaines. L'état des poumons demandait encore un traitement particulier, que cette femme ne put suivre à cause de ses affaires domestiques et de la maladie de ses enfans : on devait craindre par conséquent plusieurs rechutes ; la malade n'en éprouva cependant qu'une seule.

En considérant attentivement l'histoire de cette maladie et de ses circonstances antécédentes, on n'hésitera certainement pas de nommer la première maladie inflammatoire, une pleuro-pneumonie anomale bilieuse, d'où sont ensuite dérivés les autres symptômes dont je viens de faire l'histoire (*a*).

(*a*) Cette observation donne lieu à faire quelques remarques : sans doute que la pleuro-péripneumonie, qui eut lieu précédemment, était une maladie bilieuse anomale; mais ce que l'on a beaucoup de peine à concevoir, d'après l'observation des maladies et les résultats de l'ouverture des corps, c'est que la toux, l'oppression, l'expectoration d'une matière purulente et l'hémoptysie habituelle qui s'étaient établies à la suite de la pleuro-péripneumonie, que tous ces symptômes, dis-je, aient pu cesser immédiatement après l'usage du calomel. Cet état du poumon à la suite de la pleuro-péripneumonie, n'était-il donc qu'une faiblesse symptomatique de la présence des matières saburrales dans l'estomac ? L'on ne peut guère admettre d'autre supposition ; car si la péripneumonie eût laissé quelque altération physique et profonde dans la texture du poumon, les symptômes qui avaient lieu, et qui la supposent ordinairement, n'eussent pu cesser tout aussitôt après l'usage du calomel pendant quelques jours. On voit donc combien il est important de s'attacher à la recherche des causes des maladies, et qu'il faut toujours, dans le traitement, n'agir qu'après avoir tracé fidèlement leur histoire. Cet exemple en est la preuve : sur un simple aperçu, d'après quelques symptômes, *Finke* prescrit d'abord les remèdes que l'on emploie familièrement en pareils cas ; la persévérance des symptômes n'éveille pas d'abord son attention ; enfin, il s'attache davantage à l'histoire de la maladie, la reprend à son origine ; il scrute avec soin toutes les circonstances simultanées ; il découvre la cause

De l'Hématurie par cause bilieuse.

En 1777, je fus consulté sur cette maladie par un homme âgé de cinquante-huit ans, d'un tempérament cholérique, qui avait été sujet à des érysipèles dont le dernier avait eu lieu cinq ans auparavant, et qu'on avait traité par le petit-lait.

Voici quelle était la maladie actuelle : dans les derniers jours, le malade n'éprouva guère d'autres incommodités que celles qui proviennent d'une mauvaise digestion ; il se portait d'ailleurs assez bien, si ce n'est qu'il passait de mauvaises nuits, et qu'il éprouvait des envies continuelles d'uriner ; ensuite en même temps qu'il urinait avec peine, il s'aperçut que l'urine était teinte de sang. Voyant que le pouls était fréquent, que le malade avait soif, je pensai que le mal provenait de véritables congestions auxquelles je crus devoir remédier par les tempérans, et surtout par l'esprit de vitriol étendu d'eau ; mais il était facile de voir que ces moyens n'étaient pas convenables,

---

de la maladie, et la guérit par des moyens directement opposés à ceux qu'il avait d'abord prescrits, sans l'avoir considérée dans tous ses détails.

non-seulement parce que la maladie faisait des progrès, mais encore parce que les mouvemens fébriles étaient plus intenses. De plus, la langue était sale et bilieuse; le malade éprouvait un goût d'amertume, des nausées, des rots continuels, diverses incommodités autour de l'estomac; il était constipé, etc. Non-seulement je ne pus attribuer cet état qu'à la bile, mais encore je craignis que la fièvre bilieuse se développât. Je prescrivis donc des sels incisifs et tempérans, j'indiquai le régime convenable à la fièvre bilieuse; au bout de quarante-huit heures, l'hématurie cessa; le malade continua les mêmes moyens pendant quelques jours; il prit ensuite quelques laxatifs qui procurèrent des déjections bilieuses abondantes, que suivit le rétablissement de la santé.

En l'année 1779, j'ai vu un hémorroïdaire, dont le flux hémorroïdal s'était changé en hématurie par suite de la présence de cette cause dont j'ai déjà parlé tant de fois. Le malade éprouvait d'ailleurs les mêmes symptômes que celui qui fait le sujet de l'observation précédente; il fut également guéri par les mêmes moyens.

Enfin, j'ai vu un troisième malade qui, pour avoir négligé une hématurie qui provenait de la même cause, devint tabide, et finit par mourir d'une hémoptysie. Dans le dernier temps de sa vie, il demanda mes soins; mais il était alors trop tard. L'état de la langue et les autres symptômes ne laissaient aucun doute sur l'existence d'un foyer bilieux chez cet individu.

Des Hémorroïdes par cause bilieuse.

Un homme âgé de trente et un ans, livré à une vie active, et vivant sobrement, éprouva, en 1777, diverses incommodités occasionées par la bile, dont il fut guéri par les moyens et le régime convenables. Il se maintint ensuite en bonne santé en se ménageant. L'année suivante il sentit le mal renaître, mais à cause de ses occupations, qui lui faisaient passer une grande partie du temps en courses, il ne put remédier de suite aux symptômes qu'il éprouvait. Ce qu'il éprouva d'abord fut une toux bilieuse, à laquelle se joignirent diverses incommodités autour de l'épigastre. Parurent ensuite des tumeurs hémorroïdales douloureuses. Le malade faisait usage de la poudre de crème de tartre et de fleur de soufre, et de temps en temps, comme il ne pouvait se procurer de sangsues, il dégorgeait ses tumeurs par des scarifications faites avec une lancette. Ces dégorgemens artificiels soulageaient d'abord le malade; mais les tumeurs se gonflaient encore, et il fallait encore renouveler l'opération. Dans cet état des choses, je pensai que c'était la matière bilieuse qu'il fallait évacuer; je fis donc préparer une mixture digestive et laxative, que le malade prit par cuillerées d'heure en heure; mais la viscosité de la matière morbifique demanda que le remède fût administré à plus fortes doses. Le malade en ayant été enfin délivré, les tumeurs hémorroïdales disparurent, et n'ont point reparu depuis.

De la Suppression d'urine par cause bilieuse.

La suppression de l'urine demande une histoire particulière, que je ne dois pas omettre ici.

Je l'ai vue survenir de deux manières : dans l'une, la matière bilieuse-muqueuse, portée métastatiquement sur la vessie, avait acquis par sa stagnation une si grande viscosité, qu'elle ne pouvait plus couler par l'urètre, et même qu'elle bouchait ce conduit. Dans l'autre cas, c'étaient des matières bilieuses-visqueuses qui distendaient tellement l'intestin rectum, que ce dernier comprimait l'urètre.

C'est ce que je vais confirmer par des exemples :

Un homme âgé de quatre-vingt-huit ans, qui d'ailleurs jouissait d'une assez bonne santé, éprouva subitement, dans une assemblée, une sensation incommode autour du pubis, qu'il espérait calmer bientôt lorsqu'il pourrait sortir pour uriner. L'assemblée étant finie, il cherche aussitôt qu'il le peut à se soulager, mais inutilement; car il ne put uriner que goutte à goutte, sans éprouver aucun soulagement. De retour chez lui, il fait appliquer une peau chaude sur la région du pubis. Le lendemain, comme il se trouvait dans le même état, il envoya son fils pour me consulter; je prescrivis des résolutifs à l'intérieur et à l'extérieur, en recommandant de tenir le ventre libre par des lavemens. Ces moyens étant inutiles, je fus prié d'aller voir le malade ; c'était le quatrième jour de sa maladie; la langue était muqueuse, bilieuse; il y avait une soif intense, des mouvemens fébriles; les joues étaient colorées, les parties supérieures recouvertes d'une sueur grasse; le ventre était enflé, un peu dur, sans que la pression excitât néanmoins aucune douleur : le malade était constipé; il éprouvait des envies de vomir; il y avait presque suppression d'urine. Craignant une inflammation intérieure, je prescrivis un lavement émollient qui fit évacuer des matières durcies; on pratiqua le cathétérisme, l'on appliqua des fomentations émollientes sur le ventre, et le malade fut à l'usage d'une mixture tempérante. Quoique le cathétérisme procurât peu de soulagement, on le répétait néanmoins chaque jour et avec facilité. Mais au dixième jour de la maladie, le chirurgien vint me demander ce qu'il avait à faire dans ce moment, où il venait de pratiquer inutilement l'opération du cathétérisme. Etant allés ensemble chez le malade, je fus étonné que l'introduction facile du cathéter ne fît point sortir d'urine. Je conseillai de changer le calibre de l'instrument, sans obtenir plus de succès. Le soir, nous réitérâmes encore l'opération, sans aucun bon effet. Le lendemain matin nous trouvâmes le malade si faible, qu'il avait l'air d'un moribond. Nous fîmes encore inutilement l'opération du cathétérisme.

Plaignant le sort du malade, qui se croyait lui-même déjà mort, nous nous retirâmes, pensant bien que sur un sujet aussi faible cette opération ne pouvait pas être appliquée.

Mais enfin, vers le soir, le malade éprouva un besoin pressant d'uriner; il rendit quelques gouttes d'urine, et, en comprimant le ventre, il détermina l'expulsion d'une matière visqueuse semblable à du blanc d'œuf.

Le malade aussitôt se sentit soulagé, et put ensuite être traité convenablement. Après avoir pris quelques laxatifs qui le firent beaucoup évacuer, ce vieillard recouvra encore sa santé, qui, maintenant, a seulement besoin de sucs qui rajeunissent sa vieillesse, et lui fassent encore porter des fleurs (1).

Voici un autre cas d'ischurie :

En l'année 1777, je fus demandé chez une dame que l'on regardait comme enceinte, et qui depuis plusieurs jours éprouvait une suppression d'urine. J'y trouvai le chirurgien, qui me dit qu'une matrone que l'on venait de congédier, avait cru que la malade était prête d'accoucher, et que la suppression d'urine était causée par la tête de l'enfant. Lui ayant demandé ce qu'il avait fait lui-même, il me répondit qu'il avait jusqu'alors inutilement tenté de faciliter l'expulsion de l'urine par des clystères répétés, que les boissons étaient rejetées par le vomissement, et que, dans le moment, il avait couvert le ventre d'un cataplasme émollient. En examinant ensuite la malade, je trou-

---

(1) *Ovid.* Metamorph.

vai le ventre uniformément enflé et douloureux dans sa partie inférieure; elle me dit aussi que pendant quelques semaines auparavant, elle avait éprouvé différentes incommodités autour de l'épigastre, qu'elle avait été constipée, et n'avait même pas été à la selle de toute une semaine. La langue était sale et bilieuse; il y avait une soif intense et des mouvemens fébriles.

Avant d'explorer l'état de la grossesse, comme la vessie était très-distendue par l'urine, je fis d'abord pratiquer le cathétérisme, qui donna lieu à l'expulsion d'une grande quantité d'urine très-puante. Je touchai ensuite moi-même la femme, pour reconnaître l'état de l'utérus; je rencontrai aussitôt, au milieu du bassin, un corps dur, qui paraissait être la tête d'un enfant, et qui remplissait tellement la cavité pelvienne, que le doigt ne pouvait rester dans la voie qu'il s'était frayée. Ensuite, ne trouvant pas l'orifice de l'utérus, et réfléchissant sur ce que j'avais appris de la malade, je pensai que cette tumeur n'était que la distension de l'intestin rectum produite par des matières fécales durcies qui comprimaient l'urètre.

Comme les clystères ni le cathétérisme n'avaient produit aucun bon effet, je prescrivis alors une mixture tempérante dans laquelle je fis entrer le sel de *Glauber* à forte dose, ainsi que le sel ammoniac qui est éminemment résolutif. Au bout de quelques heures, la malade rendit une grande quantité de matière bilieuse, d'une puanteur infecte; et la tumeur du ventre disparut, ainsi que les soupçons de la grossesse.

Schenkius rapporte un fait à peu près semblable à celui dont je viens de donner l'histoire (1).

Des Maladies de l'Esprit et de la Morosité, par cause bilieuse.

Après avoir décrit le grand nombre de maux qui peuvent être occasionés par la matière bilieuse, je vais traiter de l'altération des fonctions animales produite par cette même cause. Il n'est, en effet, aucune faculté morale qui, soit pendant le cours de la fièvre, soit par suite d'un traitement mal entendu, n'ait été altérée, augmentée, ou diminuée, ainsi que je l'ai fait remarquer en plusieurs endroits. A cet égard même, les livres de médecine sont tellement remplis d'observations, qu'il n'est pas néces-

(1) Lib. III, p. 399.

saire d'en publier un plus grand nombre. En consultant les auteurs qui ont écrit sur les maladies aiguës mal guéries, on verra de suite pourquoi tel ou tel genre de délire survenait chez un malade plutôt que chez un autre, et pourquoi d'autres fois le délire n'avait point lieu.

Il est des exemples bien avérés de délire survenu spontanément sans fièvre et à cause de la matière bilieuse. Le célèbre *Fernel*, médecin de Paris, en a offert un exemple sur lui-même. Mais ces cas ne sont point nécessaires, puisque *Arétée de Capadoce* avait déjà dit que, lorsque la mélancolie a son siége dans les régions précordiales, sa cause est vers le diaphragme, et qu'il faut évacuer la bile, soit par en haut, soit par en bas (1). *Boërhaave* dit aussi : « La bile noire lèse l'organe qui sent, qui imagine et qui communique le mouvement, de manière à pervertir entièrement ses facultés (2) ».

Il est donc à peine utile d'ajouter de nouveaux exemples à tant d'autres qu'on a recueillis; c'est pourquoi je citerai seulement le cas d'une morosité particulière que j'ai observée

(1) *Aretæus* Capp. L. I, Cap. V.

(2) *Boerhaave*, de Morbis nervosis, p. 438

sur un homme de quarante-deux ans, pendant que sa femme était malade de la fièvre bilieuse.

Sans dire comme *Arétée*, qu'il fuyait les hommes (1), il se plaignait sans sujet, maudissait son existence, désirait la mort, était pris de stupidité et de folie; il ne reconnaissait personne, ne se connaissait pas lui-même, et vivait comme une bête. Cet état de l'âme se changea ensuite en des regards menaçans, et en haine contre tout le genre humain. Le pouls était lent et faible; la langue était chargée, le ventre dur au toucher; il y avait constipation, le malade refusait tout ce qu'on lui offrait. Il prit enfin des pilules eccoprotiques et quelques autres médicamens; il y eut des déjections bilieuses, et la convalescence eut lieu tout aussitôt.

Je ne rapporterai point d'autre histoire. J'aurais pu certainement rassembler un plus grand nombre de maladies bilieuses anomales non fébriles, mais je dois me circonscrire dans les limites que je me suis imposées, quoique je craigne fort qu'on ne m'applique cet apophthegme d'*Ipalle*, philosophe pythagoricien : « *Vous n'avez encore rien fait, car on ne peut vous rien envier* »; je désignerai seulement les autres ma-

(1) Vid. loc. cit. p. 65

ladies dans lesquelles on observait un ferment bilieux.

D'abord le tabès qui se développe chez les individus qui y sont disposés, lorsqu'ils supportent trop long-temps la matière bilieuse. Dans cette maladie, la gomme ammoniaque est principalement utile, le soufre doré d'antimoine, l'élixir de vitriol, etc.

J'ai vu aussi le scorbut peu intense naître de cette cause, et personne n'en sera étonné après avoir lu attentivement la dissertation que j'ai citée sur la ressemblance entre le scorbut et la fièvre putride, qui ajoute un argument remarquable à la théorie des maladies bilieuses anomales.

Les congestions, que l'on nomme *échauffemens*, ne se guérissaient pas autrement qu'en évacuant la matière bilieuse, et au moyen des fortifians.

J'ai dit plus haut que la saburre bilieuse occasionait la suppression des règles et simulait la grossesse. J'ai vu une jeune fille accusée d'etre grosse, et chez laquelle tous les soupçons cessèrent par l'apparition d'une diarrhée bilieuse.

Mais qui pourrait raconter toutes les maladies qui proviennent du passage de ces impuretés dans le système de la circulation, où, leur congestion étant favorisée par l'inertie des solides, elles se putréfient spontanément, relâchent ainsi toutes les parties, les distendent outre mesure, en produisant des flatulences qu'on ne peut maîtriser à cause de la laxité de la fibre, obstruent les parties voisines, les compriment, les déchirent? Dans cet état de la maladie, dit *Tissot*, les fonctions digestives languissent, la digestion est imparfaite; la nutrition l'est par conséquent, et par conséquent aussi il y a une moins grande quantité de sang élaborée, et celle qui se forme l'est même imparfaitement (1) (*a*).

---

(1) Vid. *Tissot*, loc. cit. p. 101.

(*a*) Je ne saurais trop faire remarquer la distinction que *Finke* a établie entre la marche générale de la maladie et les particularités qu'elle a pu présenter par suite de diverses circonstances. Cette distinction est analytique; elle est prise dans la nature des choses; elle doit être imitée en pareille occasion; c'est de cette manière seulement qu'on peut éviter de surcharger la description générale d'une épidémie, sans omettre cependant les particularités qu'elle a pu présenter. Le nombre et la diversité de celles dont *Finke* a traité sous le nom de *maladies bilieuses anomales*, donnent la mesure des modifications qu'une maladie épidémique peut éprouver selon certaines circonstances. Toutefois, je ferai remarquer la similitude exacte entre les maladies *compliquées*, et

Du Traitement prophylactique.

Telles sont les notions que j'ai pu avoir sur la nature des maladies bilieuses en général et en particulier.

---

la majeure partie de celles que *Finke* nomme *maladies anomales ;* celles-ci ne sont anomales que parce qu'elles s'éloignent de la marche générale de la maladie épidémique, et qu'elles prennent des apparences accidentelles par suite de leur état de composition ; c'est sous ce rapport seulement qu'on peut les appeler *anomales* avec exactitude. Les observations que rapporte *Finke* sont d'ailleurs de même nature que celles dont *Stoll* fait l'histoire dans sa médecine-pratique. Ce sont des exemples qui confirment les remarques de *Sydenham* relatives à l'influence qu'exerce la maladie épidémique sur les maladies sporadiques, et qui peuvent, je crois aussi, donner lieu à des réflexions ultérieures.

Lorsqu'une épidémie se développe, elle atteint la majorité des individus d'une manière donnée, et, ensuite, non-seulement elle en attaque un plus petit nombre différemment, mais encore, dans ce petit nombre, la plupart sont affectés d'une manière particulière ; de sorte qu'abstraction faite de la masse des individus qu'elle atteint uniformément, l'épidémie offre ensuite des variétés, pour ainsi dire innombrables et comme fortuites. Ces derniers cas, quoique en apparence isolés, se rattachent, néanmoins, d'une manière naturelle, à l'histoire de l'épidémie dont ils font partie intégrante ; ils doivent, par consé-

Mon travail serait incomplet, si je ne par-
lais aussi des moyens de prévenir la maladie

---

quent, être scrupuleusement observés pour connaître l'étendue qu'embrasse une maladie épidémique.

Ces exceptions, plus ou moins fréquentes à la marche générale d'une épidémie, sont les suites nécessaires des prédispositions si variées qu'offrent les individus, selon l'âge, le sexe, le tempérament, la profession, la saison de l'année, certaines complexions, certaines maladies antérieures, etc. qui altèrent et modifient sans cesse l'action de tout ce qui nous environne, de manière à donner lieu à ces contradictions apparentes que l'on rencontre dans les faits naturels, qui sont cependant assujettis à certaines conditions, ainsi que nous allons le voir.

Un caractère particulier de toute prédisposition, c'est qu'en même temps qu'elle nous dispose à certaines maladies, elle nous soustrait à beaucoup d'autres; de sorte qu'une constitution épidémique produira des effets plus ou moins uniformes, plus ou moins variables, selon que les individus offriront eux-mêmes plus ou moins d'uniformité, plus ou moins de différences. Agit-elle sur des personnes soumises à peu près aux mêmes influences, elle produit, dans ce cas, des effets presque uniformes, c'est-à-dire, à peu près les mêmes sur tous les individus. Si, au contraire, elle a lieu sur un grand nombre de personnes qui soient soumises à des influences très-différentes, alors elle ne produit plus des effets uniformes, mais relatifs aux circonstances individuelles.

C'est ainsi que, dans un camp, on voit la même maladie régner généralement, sans offrir guère de différences.

quand elle est imminente. D'abord parce que dans la contemplation de la nature rien ne

---

parce que la même cause s'exerce alors sur des individus du même sexe, du même âge, de la même profession, soumis aux mêmes épreuves, aux mêmes habitudes, aux mêmes exercices, qui ne peuvent guère différer que par certaines prédispositions originaires, ou par les divers cantonnemens qui leur sont assignés.

Il en est de même pour les causes locales, celles qui sont particulières à certains pays, qui produisent des effets à peu près uniformes, c'est-à-dire, la même maladie, sans beaucoup de différences.

Dans une grande ville, telle constitution épidémique, quelle qu'elle soit, n'agit plus aussi uniformément que dans un camp, parce qu'elle n'exerce plus son influence sur des individus soumis également aux mêmes habitudes sous tous les rapports; dans ce cas, au contraire, elle s'exerce sur tous les sexes, sur tous les âges, sur toutes les professions, sur toutes les passions possibles, etc. : de là viennent les modifications, si nombreuses, qu'elle peut éprouver ; c'est pourquoi lorsqu'il existe une cause générale fort intense, comme les variations brusques de la saison, ou plutôt la persévérance d'un temps pluvieux, brumeux, austral ; celle d'une température chaude-humide, humide-froide ; lorsqu'elle supporte toutes les calamités d'une ville assiégée, ou lors même que, sans une cause sensible, il règne une maladie épidémique parmi les habitans ; alors, comme on dit, *il y a beaucoup de maladies* ; elles ont, la plupart, des caractères communs ; mais encore, quoique produites par la même cause, ces maladies n'auront

doit paraître superflu ; ensuite parce que la maladie n'est pas encore tout-à-fait apaisée,

---

pas absolument la même physionomie ; elles offriront, au contraire, plusieurs différences dépendantes des circonstances individuelles, très-variables dans une grande ville.

Hippocrate, *Sydenham*, *Stoll*, font souvent remarquer l'influence de la constitution épidémique sur les maladies sporadiques, et il est bien certain que la plupart des causes étrangères à celle d'une épidémie régnante, produisent cependant la maladie épidémique, ce qui arrive probablement par la même raison qu'un accès de colère produit une fièvre bilieuse en été, et une fièvre inflammatoire en hiver. Une constitution épidémique produit des dispositions acquises tout aussi bien que la saison ; et c'est même en cela que consiste son influence ; elle tend toujours à produire des effets semblables par des causes différentes.

Cette prédisposition actuelle, c'est-à-dire acquise par l'existence présente de l'épidémie, et qui doit cesser avec elle, agit donc en sens inverse de toute autre prédisposition ; elle tend à produire la même maladie dans tous les cas ; les autres, au contraire, sont la cause de toutes les modifications qu'éprouvent les effets d'une constitution régnante ; ce sont elles qui donnent lieu aux particularités que présente quelquefois la maladie épidémique, ainsi qu'à la plupart de ses complications.

Cependant, ces différences que présentent certains cas, avec la marche générale de l'épidémie, ne portent point tellement sur le fond de la maladie, qu'il faille y avoir un égard bien attentif dans le choix des remèdes ; autre-

et que son ferment existe chez quelques individus, et enfin pour que chacun sache ce qu'il

---

ment que pour appliquer le traitement général de l'épidémie selon certaines modifications.

Cette assertion ne paraîtra pas trop générale si l'on considère que je fais abstraction ici des cas de complication, dans lesquels la maladie sporadique débute, et se trouve altérée dans sa marche par une maladie épidémique. Je cherche seulement à faire remarquer l'influence de la constitution régnante pour produire des maladies uniformes, et celle de la prédisposition pour imprimer, au contraire, à la maladie épidémique, certaines modifications individuelles. Il est des maladies sporadiques auxquelles se joint la maladie épidémique, et dans le traitement desquelles on ne doit avoir égard à celle-ci que d'une manière secondaire; la maladie épidémique peut offrir également quelques variétés, ou complications, par suite de la prédisposition individuelle, ou de toute autre cause, et c'est alors qu'il faut appliquer le traitement de l'épidémie, selon certaines modifications seulement, relatives à la complication. De même qu'une maladie épidémique altère la plupart des maladies sporadiques, de même aussi une maladie sporadique peut altérer la maladie épidémique, avec cette seule différence que le plus ordinairement celle-ci domine dans les cas de complication. J'entends parler seulement de ces derniers cas, et mon assertion ne porte que sur eux.

On ne doit même chercher à connaître l'origine de ces variétés que pour ne les point perdre de vue dans l'histoire de l'épidémie, et afin de mieux généraliser l'application du traitement qui lui convient.

On voit dans l'*Histoire de l'Épidémie de Tecklenbourg*,

lui importe de connaître pour sa propre conservation.

---

dans la *Médecine-pratique* de *Stoll*, de combien de manières peut se présenter une même maladie, et combien il est important d'apprécier toutes ces différences, afin de ne point se méprendre sur la nature du traitement qu'il convient de mettre en usage, et de savoir généraliser assez son application.

Des considérations de cette nature ne doivent cependant pas rendre exclusif; elles font même voir la nécessité d'éviter cet écueil, malheureusement si fréquent. Elles apprennent à tenir compte de toutes les circonstances, et à n'agir que d'après l'histoire fidèle des cas particuliers. Puisqu'une maladie, la fièvre bilieuse, par exemple, se manifeste par des complications tout-à-fait différentes, comme la phrénésie, des ophthalmies, des angines, des péripneumonies, des pleurésies, des hémoptysies, des douleurs rhumatismales; la fièvre scarlatine, la toux, l'orthopnée, l'enrouement, le hoquet, des anxiétés, des paralysies, la salivation, la tristesse, certaines maladies de l'esprit; des vomissemens spontanés de bile, des coliques, la diarrhée, la dyssenterie, des affections hystériques, des fièvres continues, rémittentes ou intermittentes, et que toutes ces maladies, si différentes en apparence, doivent néanmoins être traitées, dans certains cas, d'une manière commune; il n'est conséquemment aucune de ces maladies qui doive être traitée exclusivement d'une certaine manière.

Ces considérations rappellent encore la nécessité naturelle d'écarter la médecine du symptôme qui serait bien

Je dois craindre que ceux qui cultivent les lettres d'une manière spéciale, n'aient déjà dédaigné ce que j'ai écrit. Je proposerai donc seulement, en peu de mots, les moyens par lesquels je me suis garanti de la maladie épidémique dont j'ai été atteint plusieurs fois, afin d'éloigner de moi cette fausse imputation, qu'on a souvent adressée au médecin, qui porterait à penser qu'il *s'instruit par les dan-*

---

nuisible dans la plupart des cas que nous venons de rapporter. La dissimilitude qu'offrent certains d'entre eux induirait fréquemment en erreur, si l'on traitait les symptômes en particulier, puisque nous avons vu que ceux qui paraissaient le plus étrangers au caractère de l'épidémie, dépendaient néanmoins de la même cause, et se terminaient heureusement par l'application du remède principal. On a dû voir combien les erreurs se seraient multipliées si l'on eût cherché à guérir la tête, la poitrine, le bas-ventre, etc. et jusqu'à quel point peut être généralisée l'application d'un même remède, qui ne convient d'ailleurs à un si grand nombre de maladies qu'à raison de la cause qui les produit dans quelques circonstances.

En médecine, la même cause pouvant produire des effets différens, et des effets semblables pouvant dépendre de causes différentes, on ne doit par conséquent être jamais exclusif, mais toujours analytique, et n'agir que relativement à toutes les conditions d'une maladie. Par cette méthode, l'art est pénible, il est difficile; mais aussi la science fait des progrès, et ses données ont toute la certitude de celles des autres sciences physiques.

gers des malades, et qu'il cause la mort par ses essais (1).

J'ai souvent tenté l'usage de divers médicamens; mais aujourd'hui je reste persuadé qu'aucun remède, quelles que soient ses vertus, n'est un moyen certain, si l'on ne fait concourir avec son action un régime tout-à-fait approprié. De toutes les règles de la diététique, la plus efficace dans les maladies bilieuses est celle qui recommande l'expectation et la tempérance. Il est besoin d'attendre, parce que la coction ne peut avoir lieu au commencement de la maladie, et qu'on ne pourrait obtenir qu'une guérison imparfaite : la tempérance est également nécessaire; car, sans cette condition, la cause de la maladie se trouve entretenue, et l'action des médicamens est neutralisée.

Cette modération n'est pas seulement applicable aux choses que le malade reçoit par la bouche, mais elle doit l'être encore à beaucoup d'autres circonstances : il faut vivre en bon air, éviter les affections vives de l'âme, et surtout la colère; faire de l'exercice de manière à prévenir la langueur du corps, et à ne point se

(1) *Plin.* Hist. nat. Lib. XIX, Cap. VIII.

fatiguer; se garantir contre le froid et l'humidité. En évitant avec soin de provoquer la sueur, il faut s'accoutumer à tous les temps et à toutes les saisons; habiter tantôt la campagne, tantôt la ville, mais le plus souvent la campagne, ainsi que le recommande *Celse*. On doit veiller avec le plus grand soin à l'état des déjections alvines, faire cesser la constipation par la crème de tartre, le sel de Seignette, ou autres de même nature; s'il y a dévoiement, le faire cesser par le sel ammoniac, ou la rhubarbe. Il faut s'abstenir des purgatifs. La quantité des alimens doit être uniquement déterminée selon l'appétit du malade, en évitant la satiété et tous les alimens de luxe; regarder comme nuisibles les viandes succulentes, les viandes grasses et même aussi presque toutes les viandes; le lait, le fromage, les œufs, les gâteaux, les alimens huileux, et ceux qui sont doux; faire usage de jus acides, de plantes potagères fraîches et de plusieurs autres alimens de même nature, que j'ai conseillés pour la nourriture des malades. L'eau pure est la meilleure boisson; le vin, recommandé par *Staphilus*, doit être donné à fort petites doses. Quant au vin brûlé, on doit plutôt le supprimer comme le veut la loi de Carthage, ou bien celle de l'île de Crète, qui en approuve encore moins l'excès, ainsi que celui de toute autre boisson.

Pendant qu'on agira ainsi, on observera soigneusement l'état de la langue, et l'on devra se féliciter si elle se nettoie, ou qu'elle soit entièrement nettoyée.

Ce régime doit paraître sévère à ceux qui se sont tant écartés de cette ancienne simplicité des Germains dont *Tacite* parle avec éloge, et qui ont perdu l'habitude de vivre d'alimens simples, de pommes des champs, de jeunes bêtes sauvages, ou de lait caillé.

Mais en cette occasion, l'absence de ce régime était nuisible, et le mal y ramenait les hommes; la tempérance, au contraire, était un préservatif sûr et certain contre la maladie épidémique.

FIN

TABLE DES CHAPITRES

CONTENUS DANS CE VOLUME.

FIN DE LA TABLE.

www.ingramcontent.com/pod-product-compliance
Ingram Content Group UK Ltd.
Pitfield, Milton Keynes, MK11 3LW, UK
UKHW021853190726
13855UKWH00001B/304

9 782013 548687